慢病食疗手册

赵 敏/吴 松 主编

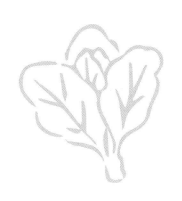

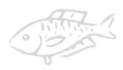

全国百佳图书出版单位
中国中医药出版社
·北 京·

图书在版编目（CIP）数据

慢病食疗手册 / 赵敏，吴松主编 . — 北京：中国
中医药出版社，2023.11
ISBN 978-7-5132-8329-8

Ⅰ.①慢… Ⅱ.①赵… ②吴… Ⅲ.①慢性病—食物
疗法—手册 Ⅳ.① R247.1-62

中国国家版本馆 CIP 数据核字（2023）第 144755 号

中国中医药出版社出版

北京经济技术开发区科创十三街 31 号院二区 8 号楼
邮政编码　100176
传真　010-64405721
万卷书坊印刷（天津）有限公司印刷
各地新华书店经销

开本 880×1230　1/32　印张 7.5　字数 166 千字
2023 年 11 月第 1 版　2023 年 11 月第 1 次印刷
书号　ISBN 978-7-5132-8329-8

定价　48.00 元
网址　www.cptcm.com

服 务 热 线　010-64405510
购 书 热 线　010-89535836
维 权 打 假　010-64405753

微信服务号　zgzyycbs
微商城网址　https://kdt.im/LIdUGr
官 方 微 博　http://e.weibo.com/cptcm
天猫旗舰店网址　https://zgzyycbs.tmall.com

如有印装质量问题请与本社出版部联系（010-64405510）
版权专有　侵权必究

《慢病食疗手册》编委会

主　编　赵　敏　吴　松

副主编　严明炎　夏北平　唐　静

编　委（以姓氏笔画为序）

马珊珍　马珊珊　韦　一　卢　威　叶星兰

史若怡　李林均　吴　帆　张　欢　张泽权

姜春颜　曹振阳　彭　新　韩金芷　程世伦

谢　颖　路　珍　熊　勇

前　言

随着慢性病患者基数不断扩大，我国因慢性病死亡的患者比例也有所上升。《中国居民营养与慢性病状况报告（2020年）》显示，2019年我国因慢性病导致的死亡人数占总死亡人数的88.5%。由此可知，慢性病综合防控作为疾病预防控制工作的重点，正面临着重大挑战。

"慢病"又称"慢性病"，是慢性非传染性疾病的简称，它不具体指代特定疾病，缺少明确的传染病因，主要特点是起病缓慢、隐匿，潜伏期长、病程长，恢复困难。慢病会影响人体多个系统，例如心脑血管、内分泌、消化等系统。常见的慢病有慢性心脑血管疾病（包括高血压、脑卒中、冠心病等）、慢性消化系统疾病（包括慢性胃炎、胃溃疡、肠易激综合征等）、代谢性疾病（包括糖尿病、高脂血症、高尿酸血症等）、慢性呼吸系统疾病（慢性咽炎、哮喘、慢性阻塞性肺疾病等）、癌症等。

近几十年来，我国人口老龄化程度不断加深，经济水平快速提升，人民生活条件得到改善，与此同时人民的生活方式和饮食结构也发生了巨大变化。慢病以其发病率高、死亡率高、知晓率低、控制率低、疾病经济负担重等特点，已经成为威胁我国群众生命健康的重要公共卫生问题。许多终身性慢病患者需要支付高昂的医疗费用，例如高血压、糖尿病、高脂血症患者，从西医治疗角度来讲，无论是口服何种药物，几乎都需要终身服药，几乎没有痊愈的可能性。慢病增长和蔓延的势头不容小觑，预防干预亟待加强。

但慢病是可防、可控的。我国中医学"未病先防，既病防变，瘥后防复"的治未病理论为慢病预防提供了重要的指导思想和理论依据，我们可以通过将日常生活与膳食干预相结合来预防慢病的发生与发展。

现代医学认为，慢病的发生发展是由于机体内部多因素相互作用而导致的一种不健康状态，其发病机制涉及遗传、免疫、环境、年龄等众多因素。传统食疗在慢病管理中具有一定的优势，已被广泛应用于各类慢病临床治疗和管理当中。因此，基于传统医学辨证施治的理论，结合现代医学循证研究的成果，以及当前先进的诊疗技术手段，传统食疗与慢病管理相融合将是今后中医药慢病研究的主要方向之一。

"民以食为天。"我国农业历史悠久，食物与药物之联系渊源深厚，中药与食物可以说是同时起源的，许多日常食材具有显著的药用价值，如生姜、薏苡仁、百合、杏仁等，故有"药食同源"之说。依古书记载，早期食物与药物并未明确区分，如西汉刘安及其门客所著的《淮南子·修务训》记载："神农乃始教民播百谷，相土地，宜燥湿肥硗高下，尝百草之滋味，水泉之甘苦，令民知所辟就，当此之时，一日而遇七十毒。"

我国人民自古以来非常重视食物的治疗、养生、防病作用，古代"食疗"多被称为"食养""食治"。周朝将"医"明确分工，促进了后世"食养""食治""药膳"的发展。西周周公旦所著的《周礼·天官》将"医"分为四大类，分别是"食医""疾医""疡医""兽医"，其中"食医"为首。《周礼·天官》曰："食医，掌和王之六食、六饮、六膳、百馐、百酱、八珍之齐。"也就是说,食医负责调和、搭配宫廷成员的各类饮食物,其中涉及饮食物的寒凉温热、口感滋味、营养比例等方面,组成有益于健康的膳食,可理解为现代营养师的工作。

中医经典《黄帝内经》强调了药治与食治相结合的作用。《素问·脏气法时论》曰:"毒药攻邪,五谷为养,五果为助,五畜为益,五菜为充。气味合而服之,以补精益气。"隋代杨上善所撰《黄帝内经太素》也体现了"药食同源"思想:"空腹食之为食物,患者食之为药物。"尽管后世医学分科逐渐明晰,"食医"科到了元代不再设置,但食疗、食养的观念,自古至今,依旧在发展过程中。

唐代药王孙思邈强调:"夫为医者,当须先调晓病源,知其所犯,以食治之。食疗不愈,然后命药。"突出了饮食疗疾的重要性。清代名医徐大椿在《用药如用兵论》中说:"圣人之所以全民生也,五谷为养,五果为助,五畜为益,五菜为充,而毒药则以之攻邪。"强调了饮食调养的意义。近现代医学泰斗张锡纯也在《医学衷中参西录》中说:"食疗患者服之,不但疗病,并可充饥,不但充饥,更可适口,用之对症,病自渐愈,即不对症,亦无他患。"

随着社会发展、人们生活方式改变、人口老龄化速度加快,人类疾病谱已经发生转变,脑卒中、冠心病、高血压、糖尿病等慢性疾病逐渐成为危害健康的最大因素,"慢性病防治""亚健康调理""养生保健""健康管理"也逐渐成为现代社会关注的焦点。《"健康中国 2030"规划纲要》指出:"推进全民健康生活方式行动,强化家庭和高危个体健康生活方式指导及干预……到 2030 年,居民营养知识素养明显提高,营养缺乏疾病发生率显著下降,全国人均每日食盐摄入量降低

20%，超重、肥胖人口增长速度明显放缓……"因此，教导人们掌握防病御病之法，进行自我健康管理，是防控慢病的重要举措。

作为治未病、慢病管理的重要方法，饮食疗法已遍及千家万户，人们越来越注重"吃得健康"。我国食疗与养生的传统文化根基深厚，食材资源丰富，中医食疗学与现代营养健康相关产业的发展也受到了国家重视。2017年中央一号文件已明确要求了药食同源理念的发展与相关功能性食品的研究，国家卫健委也在促进药食同源的发展研究，并不断修订《既是食品又是药品的物品名单》。近些年国际性药膳食疗学术会议已召开多次，药膳食疗的发展受到国内外越来越多的人们欢迎。

基于以上背景，编者依据中医药学知识、营养学知识、现代药理研究等基础理论，为广大读者精心编写出以"慢病""食疗"为核心，面向慢性疾病人群的专业食疗内容。

编　者

2023 年 5 月

编写说明

《慢病食疗手册》是一本介绍中医食疗思想和常见慢病食疗调理的实用书籍，旨在帮助读者了解中医食疗的基本理念和方法，以及如何通过食疗来调理常见慢病。慢病治疗费用高，治疗周期长，加之我国慢病患者人数不断增加，饮食疗法成为慢病治疗不可或缺的一部分。

本书第一章绪论，介绍了健康与慢病、食疗发展源流、中医食疗思想等方面的知识。其中强调了整体观念，提出了三因制宜的理念，同时也介绍了平衡阴阳、形补学说，以及辨证施膳、注重脾胃等中医食疗思想。第二章常用食材营养与功效，详细介绍其性味归经、功效主治、食疗举例、食用提示等，也论述了食材配伍禁忌，包括药食同源食材配伍禁忌和食物配伍禁忌。第三章常见慢病调理，介绍了高血压、糖尿病、高脂血症、脑卒中、高尿酸血症及痛风、冠状动脉粥样硬化性心脏病、前列腺增生、支气管哮喘、慢性鼻炎、慢性湿疹等常见慢病及其食疗调理方法。

本书编写具体分工：第一章由吴松、叶星兰、韩金芷编写；第二章由赵敏、姜春颜、唐静编写；第三章中高血压、糖尿病由严明炎、彭新、曹振阳编写，高尿酸血症及痛风由路珍、韦一、熊勇、史若怡编写，冠状动脉硬化性心脏病和脑卒中由张欢、夏北平、程世伦、卢威编写，前列腺增生、支气管哮喘由谢颖、张泽权、李林均编写，慢性鼻炎和慢性湿疹由马珊珊、马珊珍、吴帆编写。赵敏、吴松参与本书统稿及资料查询工作。本书的编写得到了湖北省教育厅科学研究计划（D20212001），湖北中医药大学中医药传承创新计划（2022SZXC006）的支持，在此表示衷心的感谢。编写过程中，全体编者尽心尽力编写出一本实用性食疗书籍，不足之处恳请广大读者及专家提出宝贵的意见，以便再版时修订提高。

《慢病食疗手册》编委会

2023 年 5 月

目 录

第一章

绪 论

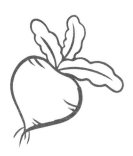

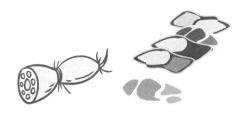

第一节　健康与慢病

人民健康是社会发展的基础，是民族振兴的标志。随着生物－心理－社会医学模式的发展，国家政策的引导，人们对健康的关注度不断提高，慢病防治已逐渐成为人们关注健康的焦点。

健康的含义应从身体健康、心理健康、社会适应能力、道德情操四个方面来定义。1984年世界卫生组织指出："健康不仅是没有疾病和虚弱症状，而且包括身体、心理和社会适应能力的完整状态。"《素问·四气调神大论》言："夫四时阴阳者，万物之根本也。"中医学认为阴阳平衡是健康的根本，可具体理解为人与自然相和谐、人与社会环境相和谐、人体身心相和谐、机体各组织气血阴阳平衡。恢复机体阴阳平衡是预防和治疗疾病的初衷。《素问·生气通天论》言："阴平阳秘，精神乃治；阴阳离决，精气乃绝。"

亚健康是处于健康和疾病的中间状态，是指在相当高水平的医疗机构（县级以上中心医院）经系统检查和单项检查，未发现有疾病，但患者自己感觉躯体和心理上的不适。亚健康又有"第三状态""中间状态"之称。慢病则为长期迁延不愈的确诊疾病，如冠心病、高血压、糖尿病。中医学认为，亚健康状态的形成与起居、饮食、情志、劳逸失度、自然衰老等因素密不可分。脏腑功能失调，痰浊、瘀血损耗人体正气，气血运行异常，可呈现出亚健康状态。亚健康状态则是各类慢病发生的前奏与基础。

慢性非传染性疾病（慢病）是指病程长、难痊愈、可终身带病的一大类疾病，例如慢性心脑血管疾病（包括高血压、脑卒中、冠心病等）、慢性消化系统疾病（包括慢性胃炎、胃溃疡、肠易激综合征等）、代谢性疾病（包括糖尿病、高脂血症、高尿酸血症与痛风等）、慢性呼吸系统疾病（慢性咽炎、哮喘、慢性阻塞性肺疾病等）、癌症等。慢病的发生主要与生活方式、心理因素、环境变化有关，具有流行范围广、治疗费用高、病死率高和致残率高的特点，严重影响社会发展，增加社会负担。因此慢病的防控不可忽视。

慢病的防治与管理是健康中国建设的重要板块。《"健康中国2030"规划纲要》提出："全面普及膳食营养知识，发布适合不同人群特点的膳食指南，引导居民形成科学的膳食习惯，推进健康饮食文化建设……对重点区域、重点人群实施营养干预，重点解决微量营养素缺乏、部分人群油脂等高热能食物摄入过多等问题……加强限酒健康教育，控制酒精过度使用，减少酗酒。"

中医学"治未病"思想对于健康建设具有重要意义。"治未病"思想最早发源于先秦时期，属于中医学核心理念、特色与精髓，主要针对未病、欲病、已病三个阶段进行干预。具体体现为未病先防，防患未然；既病早治，防微杜渐；已病防变，早治防传；瘥后防复。将中医学"治未病"思想与西方医学健康管理思想相结合，融入慢病防治管理中，是中国新时代健康管理的特色。在中医理论的指导下，根据自然气候与地域变化的规律，对不同体质或疾病状态的人群辨证实施导引锻炼、针灸、药疗、食疗等方法，结合起居、情志的调理，可有效达到慢病防治与管理的目的。

第二节 食疗发展源流

中医食疗药膳不仅能够帮助患者祛除疾病，还能够帮助健康群体延年益寿，滋补保健。中医食疗药膳在中医理论指导下，以随证治之的思想，利用药物、食物精心制作药膳，有助于纠正机体的亚健康状态，平衡气血升降出入、阴阳协调变化，促进人们身心健康，远离亚健康状态。

两千多年前古人就相当重视药膳与食疗的防病、养生、保健作用，周朝宫廷医生已分为四大类：食医、疾医、疡医、兽医。其中"食医"相当于现代营养师，负责管理饮食营养。《周礼·天官》记载："食医，掌和王之六食、六饮、六膳、百馐、百酱、八珍之齐。"食物有"辛、甘、酸、苦、咸"五味，其中"酸入肝，苦入心，甘入脾，辛入肺，咸入肾"。辛甘可化阳，酸甘可化阴，苦咸可通泄，甘淡可缓中。不同性味的食物以药膳的方式结合，将营养疏布到人体四肢百骸、五官九窍，以达到食养、食疗的目的。

"药膳"一名出自南朝宋时期历史学家范晔编撰的《后汉书·列女传》："母亲调药膳，思情笃密。"药膳兼顾了食品与药品的特点，是以中药、食物为原料的具有养生防病作用的膳食。药膳是食疗防治疾病的重要方式。中医药膳是根据中医药理论合理配伍并加工中药材与食材制成的富有特色的药膳，具有保健、养生、防病、治病的作用。作为中国优秀传统医学"寓医于食"理论的产物，它充分结合了医学理论和食品烹饪方法，赋予食物以药用价值，以及不同于药物的鲜美，服用方便，因此易为人们所接受。

饮食疗法在我国古今文献记载中源远流长，唐代药王孙思邈讲："凡欲治疗，先以食疗，既食疗不愈，后乃用药。"历代文献中"食养""食治""食疗"常混称。根据《中国药膳大辞典》记载，"食治"是在中医理论指导下发挥饮食的不同性味与功效特点，作用于脏腑组织以达到调和气血、扶正祛邪、平衡阴阳的功能，从而防治疾病。"食疗"的食物包括了药膳及药膳以外用于治疗目的的食物。药膳食疗方的作用主要表现在扶正和祛邪两方面。孙思邈说"食能排邪而安脏腑，悦神爽志以资气血"，而"药性刚烈，犹如御兵"。药膳食疗是治未病的重要途径，宋代陈直《养老奉亲书》记载："水陆之物为饮食者不管千百品，其四气五味冷热补泻之性，亦皆禀于阴阳五行，与药无殊……人若知其食性，调而用之，则倍胜于药也。"孙思邈在《备急千金要方》中指出："若能用食平疴，释情遣疾者，可谓良工。"更是从侧面体现了食治的地位。

我国现存最早医学典籍《黄帝内经》早有记载治疗失眠的药膳方——"半夏秫米汤"。《素问·五常政大论》讲："大毒治病，十去其六；常毒治病，十去其七；小毒治病，十去其八；无毒治病，十去其九。谷肉果菜，食养尽之，无使过之，伤其正也。"告诉我们用药应把握好度，中病即止，不可过服，应充分发挥谷菜果肉的调养作用，以祛邪扶正。现存已知最早中药学著作《神农本草经》载药365种，其中很多药材为药食两用，如枣、山药、芝麻、百合、乌梅、薏米、龙眼、蜂蜜、芡实、枸杞、核桃、生姜。东汉医圣张仲景《伤寒杂病论》记载有"百合鸡子黄汤""当归生姜羊肉汤"等经典药食两用方。唐代孙思邈《备急千金要方》《千金翼方》中记载了丰富的"养老食疗"内容。唐代时期我国食疗专著已有几十种，其中孟诜所著《食疗本草》为我国现存最早食疗专著。宋代陈直《养老奉亲书》是中国现存早期老年医学专著。元代忽思慧《饮膳正要》记载了丰富的药食材及药膳方，讲述了"养生避忌""妊娠食忌""乳母食忌""饮酒避忌"等内容。明代李时珍所著本草巨著《本草纲目》中也记载了许多药膳方，如小麦做饭粥食用治疗心烦、口渴，小麦与通草煎水服用治疗老人腹胀满、尿频涩痛，此外还设有粥谱的专篇论述。明代高濂著有养生学巨著《遵生八笺》。清代王孟英有营养学专著《随息居饮食谱》。清代章穆著有《调疾饮食辩》专论食物及药效。清代美食家袁枚著有烹饪名著《随园食单》，详细讲述了乾隆年间的饮食状况、烹饪技术，以及不同地区百余种菜肴、美酒名茶等内容。清代曹庭栋著有养生专著《养生随笔》（又名《老老恒言》），记载了众多保健药粥。

食物相比药物来说性质更加平和，作用更加和缓，因此药膳常用于慢病调理或养生保健。对于疾病状态的人群，合理搭配药膳有助于疾病症状的缓解和痊愈；对于亚健康人群，药膳有益于改善体质健康，调整机体的气血阴阳平衡，预防疾病的发生。目前中医药膳与食疗文化也逐渐发展出相对独立的学科。

我国药食同源管理制度已逐步建立起来，国家卫健委2014年发布《按照传统既是食品又是中药材物质目录管理办法

（征求意见稿）》对 101 味药食两用物质进行了内容修订。2018
年国家卫生健康委员会发布《关于征求将党参等 9 种物质作为
按照传统既是食品又是中药材物质管理意见的函》。现代药食
同源物质主要指在国家现有中药材标准类别中经食品安全风险
评估认为长期服用对人体无害的动植物部分，药食同源物质兼
具药食两用性，主要以药膳形式应用于医疗保健。

第三节　中医食疗思想

一、整体观念，三因制宜

中医学认为人体是表里、内外、上下各部分组织相互协调
有序的统一整体。《灵枢·海论》言："夫十二经脉者，内属于
腑脏，外络于肢节。"精、气、血、津液是功能活动的物质基
础。人体以五脏为中心，通过经络系统将五脏（肝、心、脾、
肺、肾）、六腑（胆、胃、大肠、小肠、膀胱、三焦）、五体
（筋、脉、肉、皮、骨）、五官（目、舌、口、鼻、耳）、九窍
（双目、双鼻孔、双耳、口舌、前后二阴）等各部分相联系，
转运和发挥精气血津液的功能来完成功能活动。临床诊断疾病
可根据脉象、症状、体征，以表知里、见微知著，了解脏腑精
气虚实、气血盛衰，把握正邪消长变化，从而确定治疗大方
向。例如中医学认为肾主骨，骨生髓，脑为髓之海，腰为肾之
府，老年人腰酸腿软、健忘痴呆等症可联系"肾"的系统功能
及相关经络进行干预治疗；肝藏血，开窍于目，发为血之余，
肾藏精，五脏六腑之精皆上注于目，老年人视物昏花、白发、

脱发等症可从调补肝肾精血入手；补益肝肾可食用菟丝子、枸杞子、黑豆、胡桃仁、黑芝麻、猪肝等食物。

《素问·宝命全形论》讲："人以天地之气生，四时之法成。"人体与自然、社会环境的发展变化亦密切联系。人体内脏腑阴阳气血变化与自然界四时阴阳气候变化规律相适应，自然界四时阴阳的变化对人体脏腑生理、病理状态均有重要影响。如自然界的六气"风、寒、暑、湿、燥、火"正常变化时，对万物生长发展有重要积极意义。若气候反常（太过或不及），"六气"变成"六淫"，便成为侵害人体的外感邪气。人体正气不足时，内外相感、正不敌邪则发病。

不仅人与自然有如此紧密联系，万事万物的变化皆离不开自然规律。中医学强调"天人合一"的思想，早在《素问·四气调神大论》已提出四时养生的具体概念："春三月，此谓发陈。天地俱生，万物以荣，夜卧早起，广步于庭……夏三月，此谓蕃秀……冬三月，此谓闭藏……夫四时阴阳者，万物之根本也。所以圣人春夏养阳，秋冬养阴，以从其根；故与万物沉浮于生长之门。逆其根则伐其本，坏其真矣。"自然界的变化可在人体生理、病理变化上体现出来，自然气候的变化、昼夜交替、寒暑往来、地理方位都对人体有巨大的影响。因此中医食疗注重"因人制宜""因时制宜""因地制宜"。

因人制宜：儿童脏腑娇嫩，形气未充，宜健脾开胃，可食陈皮茯苓糕、山楂糕；老人年老体衰，肝肾亏虚，脾胃虚弱，宜顺气养血，补益肝肾、脾胃，可食枸杞红枣乌鸡汤、山药百合大枣粥；妊娠期间，宜保养胎气，补益气血，健脾补肾，不宜食活血滑利之品；脑力劳动者，宜益智健脑，可食核桃芝麻花生糊、枸杞炖羊脑；长期体力劳动者，宜补肝肾、强筋骨，可食杜仲腰花汤、山药猪蹄汤、板栗炖排骨。

因时制宜：春季万物生发，阳气初升，对应肝属木，宜食春笋、菠菜、猪肝、豆芽，如春笋炒猪肝；夏季阳热外散，对应心属火，宜顺应阳气发散，清热生津，兼顾护中阳，宜食生姜、荷叶、百合、绿豆、乌梅，如酸梅汤、生姜绿豆汤、茯苓荷叶茶；初秋温燥，晚秋凉爽，对应肺属金，宜平补阴阳、润燥生津，宜食杏仁、枇杷、雪梨、松子、银耳，如杏仁枇杷露；冬季寒冷，阳气潜藏，对应肾属水，宜补阴益阳，协调平衡，宜根据体质寒热选择食材，如温阳的羊肉、大葱、韭菜、滋阴的鸭肉、莲藕、木耳，如香菇炖鸡汤、莲藕排骨汤、红枣老鸭汤。

因地制宜：东南沿海，潮湿温暖，宜清淡利湿，可食五指毛桃煮鸡蛋、土茯苓薏苡仁粥、夏枯草陈皮凉茶；西北高原，寒冷干燥，宜温阳散寒兼润燥，可食虫草炖牦牛肉、羊肉炖萝卜。

二、平衡阴阳，形补学说

保持身心健康需要协调人体内外环境、体内各组织之间的平衡关系，保持整体阴阳协调、气血平和。如《素问·生气通天论》所述："阴平阳秘，精神乃治。"

食疗以五脏为中心，通过食物的性味偏性、功效特性来纠正人体某些方面的不平衡，促进机体自我恢复。乌梅、枸杞子味酸，具有敛阴之功，适用于肝阴不足证；苦瓜、绿茶味苦，具有泻火之功，适用于心肝火旺、火毒炽盛证；大枣、山药味甘，具有补益脾胃之功，适用于脾胃虚弱证；葱、姜、大蒜味辛性温，具有解表散寒之功，适用于肺卫郁闭、寒饮停滞证；甲鱼、海带味咸，具有补肾之功，适用于肾阴虚证。偏嗜五味对人体危害不小，《素问·生气通天论》曰："味过于酸，肝气以津，脾气乃绝；味过于咸，大骨气劳，短肌，心气抑；味过于甘，心气喘满，色黑，肾气不衡；味过于苦，脾气不濡，胃气乃厚；味过于辛，筋脉沮弛，精神乃央。"

不同食物和药物一样有归经属性，针对不同情况选取恰当的归经食物，有利于提高食疗效果。百合、莲子、小麦归心经；梨、枇杷、甘蔗归肺经；小米、糯米、红枣归脾经；玫瑰花、芹菜、醋归肝经；猪腰、桑椹、黑芝麻、核桃仁归肾经；粳米、萝卜、陈皮归胃经；玉米须、冬瓜、西瓜皮归膀胱经；赤小豆、莴笋归小肠经；豆腐、土豆、荞麦归大肠经。

在古代中医食疗学说中，有以"血肉有情之品"（动物脏腑）来调补人体五脏六腑的"以形补形"说法。如以脏补脏：猪心补养心血，安神定志；鸡肝补肝明目；猪肚健脾益气；腰花补肾强腰。以脑补脑：鱼脑健脑益智。以髓补髓：猪脊髓补益骨髓。以子补子：枸杞子、覆盆子、菟丝子、女贞子、五味子，辨证治疗不孕不育。依据现代科学研究，以形补形有科学道理，如食用猪肝有助于肝脏对于锌、铁元素的吸收。但"形补学说"有局限性，应"师古而不泥古"，如动物内脏胆固醇含量极高，不适宜血脂、血压较高的人群食用。现代社会人体疾病复杂多变，在参考医籍记载的食疗内容同时，还应考虑现代饮食营养科学、人体体质差异、地域气候差异等因素。食疗也应辨别正邪关系，邪气盛则先祛邪，正气虚以扶正为主。

三、辨证施膳，注重脾胃

《素问·至真要大论》云："谨察阴阳所在而调之，以平为期。"《素问·生气通天论》亦有云："阴平阳秘，精神乃治。"饮食治疗以协调阴阳平衡为指导思想，通过辨体质、辨证确定食疗方法，通过食物的偏性纠正人体气血阴阳之偏，以药膳的功效来促进人体的自我恢复。食疗调理需要因人而异，辨别体质证候来确定食疗方法。

辨体质，如老年人普遍肾虚，常有腰膝酸软、耳聋健忘等症状，以肾为中心治疗，辨别肾阴虚或肾阳虚，给予滋补肾阴或温补肾阳的药膳。辨证候，如小儿易感冒发热，可以是风寒、风热、食积内热等引起，而阳虚体质小孩易在感冒时出现腹泻、肢冷，阴虚火旺的小孩受外邪后易化热，容易出现高热、惊厥、便秘、手足抽搐等症状。因此需要辨别小孩的体质及感冒的证型，再确定用辛温散寒、疏风散热、退热生津或消积化滞等方法。辛温解表可用生姜粥、葱白汤，阳虚体质可酌加肉桂、干姜；疏风散热、退热生津常用薄荷荆芥粥；阴虚火旺体质宜加天花粉、芦根。病机相同而病种不同，可用相类似的食疗方法，为"异病同食"。例如，中气不足而下陷导致的胃下垂和子宫脱垂，都可用补中益气、升阳举气的方法。

饮食发挥作用离不开脾胃的运化输布功能。调补身体时宜先施健脾补气、开胃消食的食物，再予以食疗补益之品。暴饮暴食、饮食不洁、口味偏嗜等不良习惯皆可导致脾胃功能失调，气机升降异常，湿聚痰生，积滞郁热，变生诸多病症。过食生冷损伤脾胃阳气则寒湿郁积，可导致腹泻、食欲不振、胃痛、痛经等症。过食辛辣肥腻、抽烟嗜酒可导致湿热内蕴，出现腹痛、腹泻、便秘、痤疮等症。脾胃健运才能转输水谷精微，因此在食疗过程中调整好脾胃的功能非常重要。

第二章

常用食材营养与功效

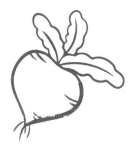

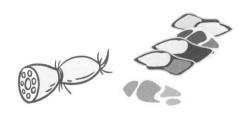

第一节　常用食材

一、谷类

谷类包括粳米、糯米、小麦、荞麦、粟米、高粱米、玉米、红薯、土豆等。谷类为人体重要的能量来源，在饮食中必不可少，其营养价值如下：

碳水化合物：谷类碳水化合物含量较高，主要以天然淀粉形式存在。例如大米、玉米、小麦、红薯、土豆等食物均富含淀粉，食用后易被小肠消化吸收，为机体供能，常作为主食佳选。

知识链接

碳水化合物，又称糖类化合物，包含单糖、双糖、多糖、纤维素，由C（碳）、H（氢）、O（氧）三元素构成，其中H（氢）、O（氧）元素比例为2∶1，与水（H_2O）分子中的比例相同，故称为碳水化合物。碳水化合物在小肠内被消化吸收为葡萄糖，经血液循环到达各组织提供能量，或合成糖原储存于肝脏、肌肉中，是脑和心肌发挥功能的主要能量来源。

蛋白质：燕麦中含量较高，占比约15%，其次为小麦约10%，大米、玉米约8%。多种谷类的混合搭配食用有助于人体对多种蛋白质的吸收，从而提高蛋白质的营养价值。

维生素：大部分的谷物仅含有B族维生素，缺少维生素A、维生素C、维生素D等成分，但小米、黄玉米含有少量的胡萝卜素。

谷物：脂肪含量较少，且多为不饱和脂肪酸，其所含的亚油酸能调节血液中胆固醇的含量从而预防血管疾病。

矿物质：较少，大部分不能被人体吸收。

水分：含水量较高，约占14%。

知识链接

《素问·脏气法时论》曰："五谷为养。"关于五谷的分类，历代古籍文献记载略有出入。《周礼·天官·疾医》记载："以五味、五谷、五药养其病。"东汉郑玄在《周礼注》曰："五谷，麻、黍、稷、麦、豆也。"东汉赵岐在《孟子注疏》言："五谷谓稻、黍、稷、麦、菽也。"东汉王逸章句《楚辞》曰："五谷，稻、稷、麦、豆、麻也。"唐代王冰《重广补注黄帝内经素问》记载："谓粳米、小豆、麦、大豆、黄黍也。"《灵枢·五味》记载："五谷，秔米甘，麻酸，大豆咸，麦苦，黄黍辛。"五谷之五味，一定程度上反映了古人对于食物性质特点的理解，也体现了自然五谷与人体五脏的密切关联。恰当地食用谷物能够颐养脏腑精气，补充相应的营养。

何为杂粮？指五大作物（水稻、小麦、玉米、大豆、薯类）以外的粮豆作物，如绿豆、黑豆、燕麦、薏仁。

何为粗粮？指相对于大米等"细粮"而言的黑米、燕麦、玉米、小米等谷物，红豆、绿豆等豆类，以及红薯、马铃薯等块茎类植物。

1. 粳米（大米）

【性味归经】味甘，性平。归脾、胃、肺经。

【功效主治】

补脾益胃——食欲不振。

生津止渴，除烦安神——津亏口渴，虚烦。

和中止泻——脾虚泄泻。

【食疗举例】大米炒焦，煮粥食用，适宜脾虚泄泻、胃弱食少者。

【食用提示】大米粥上层的米油，具有滋补阴液、补虚填精之效，适于病后体虚患者、妇女产后调养、老人、小孩食用。白米粥糊化程度越高，越容易消化，但不代表营养价值越高。血糖、血脂不稳定的人群，以及肥胖人群不宜过量食用稀粥或以粥代饭。

古代人民食用的大米多为糙米，精细化程度低，与现代人们常吃的精白米不同。谷皮营养丰富，日常生活中不宜单吃太多细粮，煮粥宜加入粗粮（紫米、黑米、高粱米、红米、玉米、小米、绿豆、黄豆、红豆、黑豆、土豆、红薯、山药等），有助于增加无机盐、维生素等营养物质的摄入，提高粥的营养价值。

此外，米粥与"泡饭"不同，大米和水分离，米呈颗粒状需要咀嚼，属于泡饭。米粥可以养胃气，泡饭则不利于消化。水多饭少容易导致食物咀嚼不充分，唾液不能与食物充分接触而发挥分解作用。米随水下咽进入胃中，胃液被水稀释，加之食入未被充分咀嚼和分解的食糜，不利于胃肠的消化吸收。长期食用水泡饭还可能引起胃肠道疾病。

2. 糯米

【性味归经】味甘，性温。归脾、胃、肺经。

【功效主治】

补中益气——中气不足，脏器脱垂。

健脾止泻——久泻久痢。

益肺敛汗——自汗。

【食疗举例】脾虚纳差者，可用糯米蒸熟炮制后空腹食。
（《圣济总录》）

【食用提示】糯米中糖类含量很高，不宜作为主食长期食用，尤其是糖尿病患者。糯米中钾离子含量较高，泌尿系统功能障碍的人群应少食。糯米煮熟后粘连，不利于胃肠道对其消化吸收。消化系统功能低下的人群及小孩老人食用糯米不宜过量。

糯米可与不同食材搭配发挥不同功效：与木瓜搭配可用于脾气虚弱患者；与芒果搭配可用于纳呆腹胀患者；与红豆搭配可用于水液代谢相关疾病患者。糯米宜在含大蒜的米袋存放。煮食糯米时尽量用开水，可减少维生素流失，可与大米混煮以增加口感。

3. 小麦

【性味归经】味甘，性凉。归心、脾、肾经。

【功效主治】

养阴除烦，交通心肾——心悸，失眠。

除烦热，止口渴——烦躁，口渴。

【食疗举例】妇人烦躁不安，喜悲伤欲哭，小麦与甘草、大枣同煮温服。(《金匮要略》甘麦大枣汤)

【食用提示】小麦又名浮麦、麸，主要成分为粗纤维、淀粉、脂肪酸、蛋白质，既能作为主食供能，也能入药收涩敛汗。除了煎汤内服，小麦面与白酒调糊外敷还可治疗疖肿。小麦制作的面粉韧性好，常被制成包子、面条、饼子等面食。

小麦与通草合用可治老人淋证，与海藻同用可治甲亢，与红豆熬粥有去水肿、生津养胃的作用。不同生长环境和种植季节的小麦营养含量差异较大，干旱环境下的小麦含蛋白质丰富，韧性好，可制成面包；潮湿环境下的小麦所含蛋白质少，制成的面粉松软，品质较差。

4. 荞麦

【性味归经】味甘，微酸，性寒。归脾、胃、大肠经。

【功效主治】

益胃健脾——食少，腹胀。

消食化积——食积。

宽肠降气——久泻，痢疾。

清热消肿——丹毒，烫伤。

【食疗举例】糖尿病患者，可连日食用苦荞麦面条。(《中华内分泌代谢杂志》)

【食用提示】荞麦常被磨制成粉，可制成面、饼、糕点。荞麦与蜂蜜搭配可改善便秘。荞麦所含矿物质、黄酮类物质、膳食纤维、亚油酸、维生素、氨基酸（包括人体必需的赖氨酸和精氨酸）有抗氧化、保护血管、促进营养吸收与代谢、提高免疫力、抗癌等作用，适合于糖尿病、高血脂、食欲不振的人群食用。

5. 粟米（小米）

【性味归经】味甘，性凉。归肾、脾、胃经。

【功效主治】

补益脾肾——消化不良，腹泻。

养胃生津——口渴，口干。

除烦利尿——烦热，小便不利。

【食疗举例】胃热消渴者，可用粟米煮饭食。(《食医心鉴》)

【食用提示】每 1 千克小米中含有 16 克的纤维素，能够促进肠道蠕动，促进消化和排便；小米含有丰富的维生素，可保护血管、促进血液循环，适合于高血脂、高血压患者食用；小米含有丰富的氨基酸，但唯独缺乏赖氨酸，可与富含赖氨酸的肉类、豆类搭配。

优质小米为乳白色或黄色，颜色分布均匀，颗粒均匀饱满，光泽柔亮。选购时取少量小米哈气，在纸巾用力揉搓，若纸上有黄色，说明添加了黄色素。小米、红糖搭配食用可以补益气血，适宜小儿、老年人、气血虚弱的妇女食用。

6. 高粱米（木稷、蜀黍）

【性味归经】甘、涩、温。入脾、胃、肺经。

【功效主治】

健脾止泻——霍乱，泄泻，消化不良。

化痰安神——咳嗽痰多，失眠多梦。

【食疗举例】将高粱、甘蔗汁按 1 : 4 的比例熬制高粱甘蔗粥，可治疗老人痰热咳嗽、口干舌燥、唾液黏稠等，多能起到益气生津之效。(《中医食疗》)

【食用提示】高粱幼芽、果实含 P– 羟基扁桃腈 – 葡萄糖苷，高粱米中含有蛋白质、脂肪、粗纤维、钙、磷、铁、烟酸、维生素等物质。高粱中含有单宁，有收敛固脱作用，慢性腹泻患者常食有明显疗效。高粱因其蛋白质中含人体难以消化的醇溶性蛋白较多，而人体必需的赖氨酸、色氨酸偏低，加上其籽粒含有单宁，口味偏涩，故直接食用较少，多用于酿酒。高粱的营养成分和口感与玉米类似。高粱烧煮时应煮烂煮透，以免影响消化吸收。糖尿病有便秘现象和体质燥热者不宜食用。

7. 玉米

【性味归经】味甘，性平。归胃、大肠经。

【功效主治】

清肝降压——高血压，尿路结石。

利尿消肿——水肿，肥胖。

调胃和中——泄泻。

【食疗举例】高血压或高脂血症患者，可用玉米须代茶饮。（《中医验方汇编》）

【食用提示】玉米的碳水化合物含量丰富，晒干的玉米淀粉含量可高达78％；蛋白质含量较低，主要为粗蛋白质；不饱和脂肪酸尤其是亚油酸含量高，在谷类中占比最多；玉米也含硒、膳食纤维、隐黄素、维生素C、叶黄素等成分，具有抗癌之效，但霉变的玉米含有黄曲霉菌，致癌性强；玉米叶多糖成分能防癌抗癌。玉米其他部位也有较高营养价值，如玉米须煮水可利尿、降低血压。

优质玉米硬度适中，粒粒均匀，饱满光泽。鲜玉米可通过煮、烤等方法食用，也可研粉制成馒头或作为食品加工原料，烤玉米应尽量避免明火烤制。玉米脂肪含量高，玉米粉不饱和脂肪酸易酸败变质，不宜长期储存。玉米属于粗杂粮不利于消化，脾胃虚弱的人群不宜过多食用。多数人啃玉米棒时喜欢把乳白色胚芽留于棒上，但玉米胚是玉米营养聚集地，不宜弃之。

8. 红薯

【性味归经】味甘，性平。归脾、肾经。

【功效主治】

补脾益气——脾虚水肿。

宽肠通便——津亏口渴，便秘（生食）；老人肠燥便秘、产后血虚便秘（熟食）。

利湿——黄疸辅助治疗（煮汤食）。

【食疗举例】醋煮服治全身肿。（《岭南采药录》）

【食用提示】红薯热量低且含纤维素和果糖，可有效阻止糖分转化为脂肪，是减肥的佳品；红薯含膳食纤维，能刺激肠蠕动促进消化，可通便排毒，改善便秘；红薯含钙、镁等微量元素，可预防骨质疏松；红薯含黏液蛋白，能增强心血管的弹性、预防动脉硬化；谷类中红薯独含 DHEA（脱氢表雄甾酮），可有效预防结肠癌、乳腺癌；此外，红薯属于生物碱性食物，进食后可与酸性食物中和，调节人体酸碱平衡。

红薯的块根、茎尖、红薯叶均有较高营养价值，如红薯叶的胡萝卜素比胡萝卜含量更丰富，能防治夜盲症。红薯因其颜色不同而营养价值略有差异，紫红薯含硒元素和花青素，有极强的抗突变与抗氧化作用。优质红薯表皮鲜艳光滑，闻之清香无霉味。红薯极易种植且存活率高，可先在阳光处晾晒一天再移至阴凉通风处，或使用报纸包裹放入冷藏室。成熟红薯不仅当作主食而且可以制作成零食。但脾胃虚寒者宜吃熟食，且不宜过量，否则易胀气。

9. 土豆

【性味归经】味甘，性平。归胃、大肠经。

【功效主治】

健脾和胃——胃及十二指肠溃疡，胃脘痛，便秘。

解毒消肿——痈肿，湿疹，烫伤（外用切片捣汁敷）。

【食疗举例】病后脾胃虚寒兼气虚者，可用马铃薯与牛腹筋煮烂后食。（《传统膳食宜忌》）

【食用提示】土豆富含碳水化合物、脂肪、膳食纤维、维生素 C、微量元素等营养成分。土豆所含膳食纤维有助于改善便秘；土豆嘌呤含量低，可促进尿酸排出来缓解痛风；土豆中钾含量高、钠含量低，有利水消肿之效；土豆脂肪含量低、热量高，易饱腹，可作为减肥者主食选择。

土豆与不同食材搭配可发挥不同功效：与红糖搭配可缓解受凉所致胃痛；与生姜、橘子挤汁服可缓解腹痛，改善嗳气、呕吐症状；土豆绞汁与蜂蜜同食，对消化系统疾病有改善；土豆煮熟后取纱布敷于烫伤部位，可促进表皮生长、减少瘢痕；与牛奶搭配，可在减肥同时保持营养均衡；与黄瓜同食有排毒、减脂、瘦身等促进新陈代谢作用。脾胃虚寒人群、糖尿病患者宜少食，多食易胀气。

挑选时应避开皮黄、发芽的土豆，防止食后中毒。去皮土豆长时间存放在空气中易氧化变黑，可在水中浸泡或加少量醋。土豆皮含大量微量元素，建议将土豆洗净后带皮进食。杯中放入土豆皮煮沸还能有效清除水垢。

二、豆类

豆类包括黄豆、黑豆、赤小豆、绿豆、豌豆、蚕豆等，含蛋白质、脂肪、维生素、矿物质、膳食纤维等营养成分，提供大量的优质蛋白。其营养价值如下：

蛋白质：豆类的蛋白质高于肉蛋类，可高达40%，均为优质蛋白质，但消化吸收率较低，常经加热、磨浆、水泡、发芽等加工流程制成豆腐等食物，可提高其消化率。大豆富含赖氨酸，可与谷类蛋白质互补，促进蛋白质吸收。

▦ 知识链接

蛋白质是构成人体细胞、组织、器官的重要成分，参与组织修复、生长发育、调节酸碱平衡等过程，人体内酶、激素、抗体等大部分由蛋白质组成。氨基酸是蛋白质的基本单位，人体含有必需氨基酸与非必需氨基酸，必需氨基酸只能从食物中获得。大豆蛋白是一种低胆固醇、低脂肪的植物蛋白，是很好的蛋白质补充剂。

脂肪：豆类中不饱和脂肪酸含量较高，适宜患有动脉粥样硬化、高血压等疾病的人群食用。

碳水化合物：豆类的碳水化合物存在形式多样，包括蔗糖、淀粉等，还包括引起腹胀的棉子糖和水苏糖，可加工成豆制品避之。

大豆含有丰富的钙和维生素 B_1、维生素 B_2 等成分。

1. 黄豆

【性味归经】味甘，性平。归脾、胃、大肠经。

【功效主治】

健脾益肾——体弱，遗尿。

下气利水——水肿，脚气，浮肿。

降压——高血压。

解毒——痈肿疮毒（外用研末或煮汁）。

【食疗举例】脾虚患者，黄豆与籼米煮粥。（《食疗粥谱》）

【食用提示】黄豆中含优质蛋白较多，有"绿色乳牛"之美誉；黄豆富含赖氨酸有助于增强记忆力；豆类中黄豆中脂肪含量最丰富且胆固醇低，可防止动脉粥样硬化、降低心脏疾病发病率；黄豆含丰富的维生素，可有效改善口腔炎症，还能美容养颜；黄豆中铁元素易被人体吸收从而改善缺铁性贫血；黄豆含丰富磷脂酰胆碱与异黄酮，磷脂酰胆碱可帮助血管中胆固醇运输，使血液循环通畅，有"植物雌激素"之称的异黄酮可增强骨细胞活性，有预防骨质疏松的作用；黄豆的多肽类物质有降血压之效。

不同生产阶段的黄豆营养价值略有差异。黄豆芽维生素C丰富，蛋白质利用率高；毛豆有丰富的膳食纤维，成熟后脱去外壳可研磨制成豆腐，可增加黄豆营养利用率；除去水分影响与乳类食物相比，豆腐、豆腐干钙含量与乳类比肩，且蛋白质、铁含量更高，脂肪含量更低；豆浆蛋白质丰富但钙含量低。黄豆与不同食物搭配有不同效果：与蜂蜜搭配可消水肿、补心血；与小米搭配可降低老年人血糖、血脂；与花生搭配可润肤祛斑、美容养颜。

此外还需注意，过量进食黄豆易产生气体引起腹胀，消化功能差的人群少食；干炒黄豆的蛋白质吸收率低且所含有害物质不易被破坏；黄豆含有抗胰蛋白酶和凝血酶对人体不利，不宜生食，煮豆浆须煮沸后食用。黄豆嘌呤含量高，但豆腐、豆浆嘌呤含量低，痛风患者可适当食用豆腐、豆浆，不宜食黄豆。

附：豆腐

【性味归经】味甘，性凉。归脾、胃、大肠经。

【功效主治】

清热润燥——口渴，咽干。

益气补中——体虚久泄。

消肿通便——水肿，小便不利。

吸附解毒——豆腐蒸煮藤黄、硫黄、珍珠。

【食疗举例】小儿夏季发热不退，可用豆腐与黄瓜同煮代茶饮。（《食物与治病》）

【食用提示】豆腐含钙、蛋白质丰富，但一次过量食用可抑制铁的吸收，也不利于蛋白质消化；豆腐所含钾有利于体内钠离子释放，适宜高血压患者食用。豆腐含有大豆异黄酮，可以有效缓解更年期潮热症状，降低乳腺癌发生率。

豆腐和不同食物搭配可以产生不同的效果：与海带搭配对心血管有益，适合高血压、高血脂、高血糖的人群食用；与鲫鱼搭配有提升智力、调节脂质代谢、保护心血管的功效；与白菜搭配有清热止咳、滋补肝肾、健脾养胃的作用。豆腐等含钙量高的食物不宜与菠菜同食，易生成草酸钙产生结石。

优质豆腐色泽光亮、嫩滑有弹性、清香细腻。豆腐有两种保存方法：一为热烫法，即热水烫两分钟后再放入冷水中保存；二为盐水浸泡法，将豆腐处理干净后放入沸后冷却的盐水中保存。豆腐最好新鲜食用，长时间放置极易滋生细菌。

肾病、痛风、缺铁性贫血、动脉硬化患者和老年人不宜食用过量。

2. 黑豆

【性味归经】味甘，性平。归脾、肾经。

【功效主治】

补益肝肾——肾虚腰痛，盗汗，视力下降，脱发。

健脾利尿——脾虚浮肿，肾炎水肿。

清热解毒——热毒痈肿（外用研末或煮汁）。

【食疗举例】肾炎患者，可用黑大豆与鲫鱼同炖服。（《福建药物志》）

【食用提示】植物中黑豆蛋白质含量最高、品质最好，虽所含氨基酸种类不及动物蛋白，但可预防高脂血症；黑豆胆固醇含量极低，所含植物固醇能降低胆固醇利用率；黑豆中微量元素含量丰富，有抗氧化、促进血液流通的作用；黑豆含尿激酶可分解血栓，预防老年痴呆；黑豆含膳食纤维，可有效降低糖类和脂肪利用率，有助于降血糖、促消化；黑豆所含唾液酸、胡萝卜素、维生素可以促进人体新陈代谢；黑豆有"乌发娘子"之称，可改善肾虚所致的脱发、白发。与不同食材搭配可发挥不同功效：与红枣搭配有活血补肾之效；与腰果搭配有延年益寿之功；但是黑豆与蓖麻籽不可同食，易致腹胀。

食用黑豆时注意，黑豆有解毒之效，服药期间不宜食用；黑豆含嘌呤碱，痛风者慎食；黑豆色黑属肾，肾气不足人群可食黑豆补益肾气；但其硬度较高不易消化，消化系统功能较差的人群不宜多食。

3. 赤小豆

【性味归经】味甘、酸，性平。归心、小肠经。

【功效主治】

利湿退黄——水肿，黄疸。

清热排脓——尿黄，便血，烂疮。

解毒消痈——乳痈，疮疡，癣疹。

催乳——产后乳少。

【食疗举例】体虚浮肿，冬瓜皮、赤小豆、红糖煮汤食用。（《中药学》）

【食用提示】赤小豆有"饭豆"之称，因其蛋白质与碳水化合物含量丰富，脂肪含量低，常与谷类一同作为主食；赤小豆含维生素 B，可改善脚气病；含皂角苷可促进胃肠蠕动；含有叶酸有催乳、预防和减少畸胎发生的作用；含大量膳食纤维，有排毒养颜、降脂、降糖、降压作用。

赤小豆和不同食物搭配可产生不同效果：与鲤鱼搭配有利水消肿、健脾理气、促进乳汁分泌之效；与黄花母搭配有活血化瘀、排脓解毒之效；赤小豆既可入食亦可入药，《伤寒杂病论》记载的"麻黄连翘赤小豆汤"能有效治疗黄疸。

赤小豆并非红豆，红豆较圆较大，为暗棕红色，赤小豆细长稍扁，颜色更深沉且硬度高；赤小豆具有更强的解毒排脓、清热利湿作用，小便较多之人群不宜经常食用。红豆养心补血、祛湿消肿，可用于心脾血虚之月经量少、面黄体瘦、脾虚水肿、小便不利，与补气食物同食可以补益气血。

4. 绿豆

【性味归经】味甘，性寒。归心、肝、胃经。

【功效主治】

利水清心——暑热烦渴。

清热泻火——口舌生疮，痤疮，头痛目赤。

解毒消肿——疮疡痈肿。

【食疗举例】暑热烦渴，绿豆与大米煮粥同食。(《普济方》)

【食用提示】绿豆中淀粉、蛋白质、膳食纤维、维生素等含量丰富且脂肪少。绿豆中甲硫氨酸、半胱氨酸含量低，可与谷类物质同食以营养互补；绿豆中淀粉含量虽高，但食入后不易被消化吸收，能有效阻止高血糖的发生；绿豆维生素含量丰富，可改善血液循环，适宜心脑血管疾病患者食用；绿豆含有铁、硒、锰、钙等元素有助于改善循环、稳定血压，利尿消肿；绿豆富含黄酮类化合物可有效清除氧自由基，减少对机体的伤害；食用绿豆可以改善痤疮症状。

绿豆与不同食材搭配可发挥不同功效：与百合搭配可解渴润燥；与燕麦搭配可平稳血糖；与南瓜搭配有消暑止渴、润肺降糖之效；与薏米搭配有清热利湿之功；与大米搭配有除肺热、助消化之效；与金银花搭配可预防中暑。绿豆不宜与西红柿、猪肉、羊肉搭配，易引起腹胀、腹痛。

选购时宜挑选表面无霉、无白点、色泽好的绿豆。绿豆可研磨成粉，加水煮糊敷于面部。绿豆皮有清热利水之效，蒸煮绿豆时不宜去皮，且应避免使用铁锅，绿豆中鞣酸易与铁发生反应，食之有害。绿豆性寒凉，有清暑解毒的作用，内服、外敷均有助于治疗热毒疖肿，但脾胃虚寒者服药期间不宜进食，痛风患者也应少食。

附：绿豆芽

【性味归经】味甘，性凉。归心、胃经。

【功效主治】

清热解毒——烦热口渴。

解暑利尿——暑热，小便不利。

【食疗举例】解酒者，可用绿豆芽煎服。(《本草纲目》)

【食用提示】绿豆芽营养价值丰富，含有大量蛋白质、矿物质、胡萝卜素、维生素、膳食纤维等成分。绿豆芽比绿豆更好吸收，不会有腹胀之感，更有助于美容养颜，促进血液循环，对糖尿病患者有益。绿豆芽中的纤维素有助消化、通便、减肥之效；绿豆芽所含的矿物质可增强免疫力。

绿豆芽和不同食物搭配可以产生不同的效果：与猪肚煮汤食可治疗胃痛；与鸡肉搭配可以改善脾虚食滞腹胀，健脾益气和中；绿豆搭配猪肝，养肝明目、利水消肿(《本草纲目》绿豆猪肝粥)。

挑选绿豆芽时应"一看二掐三闻"：优质豆芽色白、根须分明，掐之清脆易出水，闻之清香。绿豆芽偏寒凉，烹饪时注意快速翻炒，适当搭配生姜，调料不宜放多以免失其清淡特性。痛风患者、脾胃虚寒者、有消化系统疾病的人群不宜多食。

5. 豌豆

【性味归经】味甘，性平。归脾、胃经。

【功效主治】

补益脾胃——脾虚吐泻，呃逆，腹胀。

通肠通乳——便秘，乳汁不通。

生津利尿——水肿，小便不利，烦热口渴。

解毒消痈——疮疡肿痛(外用)。

【食疗举例】消渴，青豌豆煮熟食用。(《食物中药与便方》)

【食用提示】豌豆中维生素、胡萝卜素含量丰富，有防癌、延缓衰老、明目之效；豌豆含钾量高，可以保护心血管；豌豆含铁，有助于血红蛋白合成；豌豆优质蛋白含量多，可增强人体抵抗力；豌豆粗纤维可助消化，植物凝集素能促进新陈代谢。

豌豆和不同食物搭配可以产生不同的效果：与蘑菇搭配有增强食欲、解腻之效；与谷类搭配有延缓衰老、促进乳汁分泌之效；与玉米搭配有通便之效。

优质豌豆捏紧时会发出咔嚓声，没有清洗的豌豆可放入冰箱冷藏，被剥好、已清洗的豌豆可放冰箱冷冻保存。过多食用豌豆易产气导致腹胀；不可在烹饪时加碱，易损坏豌豆中维生素；豌豆不宜与菠菜同食，易产生结石；豌豆未煮熟食用易中毒。尿路结石患者不宜食用。

6. 蚕豆

【性味归经】甘、微辛，平。归脾、胃经。

【功效主治】

健脾利湿——食欲不振，水肿。

解毒消肿——疮毒（外用捣敷）。

【食疗举例】熟蚕豆磨成粉，加糖水调服。（《中医食疗》）

【食用提示】蚕豆含有优质蛋白质、碳水化合物、粗纤维等物质，但脂肪含量低。蚕豆中赖氨酸含量丰富，对动脉粥样硬化有改善和预防作用；膳食纤维含量多，可促进肠道蠕动、助消化；蚕豆所含磷脂、胆碱是神经组织的重要组成成分和传递信号的重要物质；含有丰富钙元素，有助于骨骼发育。

蚕豆粮用时宜选择表皮褐色的，若豆荚变黑，表明成熟度太高不宜使用；若为菜用宜选择外形饱满、种皮白绿、无虫蛀痕迹和斑点的，入菜时一定要高温煮熟。易过敏人群、儿童、糖尿病患者、蚕豆病患者禁食。过量食入易腹胀。

📖 知识链接

蚕豆病，人在进食蚕豆或蚕豆制品后引起的一种急性溶血性疾病。这类人群的红细胞中因缺乏葡萄糖 -6- 磷酸脱氢酶，不能维持还原型谷胱甘肽的抗氧化作用，而蚕豆中含巢菜碱苷，进食后易破坏红细胞膜发生溶血，释放胆红素出现黄疸。蚕豆病发病迅速，在进食 1～2 天便会出现溶血症状，表现为食欲减退、神疲乏力、少气懒言、发热发昏等。

三、蔬菜类

日常的新鲜蔬菜含水量丰富，还含有果胶、矿物质、维生素等多种营养物质，蛋白质、脂肪、热量少。菌菇类蔬菜常见有金针菇、杏鲍菇、香菇、蘑菇、平菇、茶树菇、银耳、木耳，含有丰富蛋白质、维生素、矿物质、糖类、多肽类物质等营养成分，有助于促进新陈代谢，调节血液中胆固醇的水平，控制血压及血糖。蔬菜营养价值如下：

碳水化合物：根茎类蔬菜中占比大，如红薯、藕、土豆等食物所含热量相对较高。

蛋白质：普通蔬菜蛋白质含量较低，尤其是赖氨酸和甲硫氨酸的含量低。菌类蔬菜的蛋白质含量较高，如香菇、杏鲍菇、金针菇等可作为优质蛋白质来源。

矿物质：芹菜、芥菜、莴苣等绿叶蔬菜中富含钙、铁，菠菜、空心菜、竹笋、苋菜等蔬菜中草酸含量高，木耳、银耳含有人体易缺乏的钙、铁、锌。

📖 知识链接

矿物质是自然存在的化合物或天然元素，人体内C

（碳）、H（氢）、O（氧）、N（氮）以有机物形式存在，其余无机元素称为矿物质，如宏量元素钾、钙、钠、镁、硫、磷、氯及微量元素铁、碘、锌、锰等。人体内的矿物质主要来源于食物，维持着生命活动的正常运行。

维生素：新鲜蔬菜富含多种维生素，且嫩叶中含量高于老叶，其次是根，主要包含维生素C、叶酸、B族维生素、胡萝卜素；除苦瓜外，瓜类普遍维生素含量较少。

▥ 知识链接

维生素是不能在生物体内合成的一种微量有机化合物，可分为脂溶性维生素（维生素A、D、E、K）和水溶性维生素（B族维生素、维生素D），对人体生长、发育、代谢等具有重要作用。维生素过少易引发疾病，过多则易中毒。

胡萝卜素：存在于绿色、橙黄色的蔬菜，如南瓜、生菜、芹菜等，其含量丰富。

膳食纤维：蔬菜、菌菇均富含膳食纤维，有利于肠道蠕动，可降低胆固醇吸收，促进糖代谢。

▥ 知识链接

膳食纤维，不能被人体内源酶消化吸收的可食用植物细胞、多糖、木质素及相关物质的总和，包括纤维素、半纤维素、木质素、胶质等。膳食纤维具有促进胃肠蠕动、通便助消化、调节糖脂代谢、抗结石等作用。

脂肪：蔬菜所含脂肪极少，菌类多含有不饱和脂肪酸，有利于改善心血管功能，调节血脂、血压、血糖。

植物提取物：菌菇类食物中含量较高，如香菇所含麦角固醇，金针菇所含多糖、酚类物质，具有抗氧化、降糖降脂、保护心血管、增强抵抗力、增强细胞活性、控制肿瘤生长速度的作用。

📖 知识链接

植物提取物，采用多种方法对自然界中的植物原材料进行分离、提纯而获得的植物产品，多以含基团或高分子的生物小分子形式存在，有抗氧化、抑菌杀菌、调节胃肠道、增强免疫力等作用。

1. 冬瓜

【性味归经】味甘、淡，性微寒。归肺、大肠、膀胱经。

【功效主治】

清热生津——暑热烦渴，面赤心烦。

化痰消肿——痰热咳嗽，痈脓。

利尿降压——小便不利，肥胖，高血压。

【食疗举例】治水肿、小便不利，可与五加皮、生姜皮等配伍。(《中药方剂学》)

【食用提示】冬瓜性凉，有清热解暑、消肿利尿、排毒的作用，夏季宜食；冬瓜钾元素含量高，有助于排出体内多余钠离子和多余水分，有利小便、消水肿、降低血压之效；冬瓜膳食纤维含量高，能促进胃肠蠕动和食物消化，调节脂质代谢与糖代谢；冬瓜嘌呤含量低，可调节尿酸含量从而防治痛风；冬瓜脂肪与碳水化合物含量极低，可美容养颜、减肥塑形。

冬瓜与不同食材搭配有不同的功效：与海带搭配有利水消肿、降低血压之效；不宜添加醋，易破坏冬瓜营养成分。

冬瓜皮有利小便、消水肿作用，冬瓜子有清肺通肠、排脓消痈的作用，冬瓜藤捣碎敷于烫伤表面可缓解疼痛。冬瓜适合水肿、肥胖、高血压等人群食用，脾胃虚寒、久病体虚、胃弱呕逆者不宜食。

2. 丝瓜

【性味归经】味甘，性凉。归肺、胃、大肠经。

【功效主治】

解暑凉血——暑热烦躁，咽干口渴。

清热化痰——痰热咳嗽。

通络——乳汁不通，胸闷，乳房胀痛。

解毒消肿——痔疮。

【食疗举例】肺热咳嗽、喘息气促，鲜丝瓜和蜂蜜煎服。（《中医食疗》）

【食用提示】丝瓜富含多种维生素，其中维生素 C 可抗坏血酸，B 族维生素可促进儿童智力发育；丝瓜含葫芦素有抑癌、护肝之效；丝瓜中钾含量高而钠含量低，且脂肪少，是利水排尿、减肥之佳品；黄酮类化合物有抗菌、抗炎、血管舒张等作用，可降低血液中的胆固醇和甘油三酯；丝瓜中木聚糖可调节人体对糖类的吸收，从而预防血糖升高。

丝瓜其他部位也有较高营养价值：丝瓜藤中的粗纤维含量较多，有调节血糖、通肠道、助消化之效，可防止肠道疾病的发生；瓜藤汁水有平喘、止痛等作用；丝瓜藤和叶富含维生素 C；丝瓜成熟干枯后采摘可晾晒为丝瓜络，有促进乳汁分泌、通络止痛、止咳等功效。

采购时尽量避免干枯发黑的丝瓜。丝瓜与不同食材搭配会产生不同功效：与香菇搭配有滋阴补肾、美容养颜之效；与五花肉搭配有补血养血、通便止咳之效；丝瓜与毛豆搭配可利湿减重。胃病腹泻者、经期前后女性应少食。

3. 南瓜

【性味归经】味甘，性平。归肺、脾、胃经。

【功效主治】

补中益气——气虚乏力，体弱。

利水消肿——脾虚水肿，小便不利。

【食疗举例】周身浮肿，用南瓜瓤煎汤，频服。(《妙药奇方》)

【食用提示】南瓜果胶有吸附解毒作用，可粘连带走对人体有害的细胞毒素和有害的铅、汞等元素；果胶能干预消化酶对糖的分解，延缓机体对糖类的消化吸收，从而调控血糖水平；南瓜所含粗纤维与甘露醇可促进消化、保护胃肠道；南瓜微量元素含量丰富，其中钴元素可促进胰岛素分泌，有降血糖之效；南瓜中尿素酶能分解亚硝胺从而起到防癌、抑癌作用；南瓜子有驱蛔虫、防脱发之效。

南瓜与不同食材搭配会产生不同的功效：南瓜与枸杞子搭配有止渴、明目、滋阴补肾之效；南瓜与绿豆搭配有清热解暑、利水排尿、降低血糖之效；南瓜与牛肉搭配有补中益气、滋补肝肾之效；南瓜与红豆搭配有滋养皮肤、塑形瘦身之效；南瓜不宜搭配螃蟹，易损伤胃肠道功能；南瓜不宜搭配西红柿，对维生素 C 的损伤较大。

选购时应选择橘黄色无黑点、覆有白霜、瓜柄坚硬的南瓜，可储存于避阳通风之地，亦可掏出内容物放入冰箱低温储存。南瓜适合食欲不振、气虚无力、久病体虚的人群食用，对南瓜过敏、湿热黄疸的人群慎食。

4. 黄瓜

【性味归经】味甘，性凉。归肺、脾、胃经。

【功效主治】

清热解毒——暑热烦渴。

生津止渴——口干舌燥。

消肿——水肿烫伤（外用切片、捣烂或煮汁）。

【食疗举例】四肢浮肿，用 30 克黄瓜皮，加水 2 碗煎煮，煎至 1 碗热服。（《千金翼方》）

【食用提示】黄瓜富含多种维生素，有滋养皮肤、润肠通便、延缓衰老的作用；黄瓜含有必需氨基酸如丙氨酸、精氨酸，能保护肝脏，预防酒精中毒；黄瓜中葫芦素 C 有抗癌之效；黄瓜中丙醇二酸有减肥之效；黄瓜含有不参与糖代谢的葡萄糖苷与果糖，有控制血糖之效。

黄瓜既可生食也可入菜，生食不宜弃瓜尾，尾部苦味素可预防癌症。入菜可与不同的食物搭配发挥不同功效：与木耳同食有降压、降脂之效；与牛肉同食有健脾消肿之效；与大蒜同食有降脂减肥、控制血糖之效。黄瓜不宜与葵花籽、花生同食，易致腹泻；不宜与豆角、柚子、猕猴桃同食，易破坏维生素 C。

选购时应选择表皮鲜绿带刺、有弹性、硬度高者。黄瓜适合口干舌燥、血压血糖血脂高、肥胖、水肿、便秘的人群食用，胃寒腹泻、肺寒咳嗽、脾虚体弱者少食。

5. 苦瓜

【性味归经】味苦，性寒。归心、肺、脾经。

【功效主治】

清热解暑——暑热烦渴。

解毒明目——目赤疼痛，疮疡痈肿（外敷、内服）。

凉血止痢——热毒痢疾。

【食疗举例】痢疾，鲜苦瓜捣汁 50 毫升，加入蜂蜜饮用。（《泉州本草》）

【食用提示】苦瓜汁含苦瓜苷与苦味素，能刺激机体产生食欲，同时有降血糖、调血脂、控血压之效；苦瓜之所以苦，是由于含有奎宁，能刺激体温调节中枢，有清热解暑之效；苦瓜中膳食纤维有促进食物排泄、预防胆固醇过高的作用。

苦瓜与不同的食物搭配可发挥不同的功效：与猪肉、豌豆搭配有除暑热、解暑毒、提视力之效；与带鱼搭配有护肝之效；与辣椒搭配可刺激味觉、增强食欲，也可降低苦味。苦瓜不宜与虾同食，易引发痢疾；不可与豆腐同食，易产生结石。

选购时应选择皮绿光泽、无破损、纹路直立均匀者。苦瓜既可凉拌亦可入菜，若苦味太浓，可置于冰箱冷藏后食用，烹饪前切好先在沸水中浸泡一段时间减少苦味。苦瓜为寒凉之物，适当食用有通便、下火之益，但脾胃虚寒者应少吃；苦瓜素易使胎儿滑落，孕妇不宜多食；过食易使男性少精，成长及备孕期间男性不宜多食。

6. 番茄

【性味归经】味酸、甘，性微寒。归肝、脾、胃经。

【功效主治】

消食开胃——食欲不振。

生津止渴——暑热口渴。

【食疗举例】消化性溃疡，用马铃薯汁、西红柿汁，各半

杯混合，每日早晨服用。(《上海中医药报》)

【食用提示】番茄维生素含量丰富，其中番茄红素有抗氧化作用，能清除体内游离自由基，减少色素沉着，有增强免疫力、延缓衰老之效；B族维生素、维生素C及果酸具有降压、降脂之效；维生素A能有效治疗夜盲症；番茄中的苹果酸、柠檬酸可刺激胃酸分泌、增强胃肠蠕动、促消化；番茄中的纤维素能使粪便软化，有润肠通便之效。

番茄与不同的食物搭配可发挥不同的功效：与牛肉同食有解暑热、益气生津之效；与粳米同食有滋阴补气、健脾润肺之效；与芹菜同食有降压之效。

选购时宜选红润均匀、表皮光滑者。生吃时应选择表皮粉红的番茄，不会过酸；入菜时宜选择红透番茄，味道更加浓郁。胃寒者忌食生冷，空腹不宜过量食用；白癜风患者、女性经期不宜进食；食用未成熟番茄易发生龙葵碱中毒；长久加热烹调会造成维生素损失过多。

7. 茄子

【性味归经】味甘，性凉。归脾、胃、大肠经。

【功效主治】

清热活血——便血。

消肿止痛——热毒疮痈（外用捣烂或煮汁）。

【食疗举例】动脉硬化、高血压，茄子煎汤频服。(《妙药奇方》)

【食用提示】茄子属低糖、低热量、低脂、低碳水食物，营养价值颇高。茄子富含多种维生素，如维生素E有止血、延缓衰老之效，维生素C有调节胆固醇含量、促进血液循环、预防血栓及动脉硬化之效，维生素P可促进细胞之间相互粘连，改善血管易脆、易渗透等病变，有止血之效；茄子中有皂苷类化合物，有除热、解乏、降脂的作用；茄子含龙葵素可减少消化道疾病的发生。

茄子与不同的食物搭配可发挥不同的功效：与猪肉同食有清热解毒、延缓衰老、祛风通络之效；与玉竹同食有润肠通便、滋阴解表之效；与虾米同食有降低胆固醇之效；与苦瓜同食有去暑热、通经络之效；与洋葱同食可保护血管。

选购时宜选择皮色深紫、形状均匀者。茄子不宜与螃蟹同食，易致腹泻；不宜与鲤鱼同食，易使肠胃受损。茄子适宜胆固醇偏高、大便干结、易患痤疮、痱子、痔疮的人群食用。脾胃虚寒、腹泻者、孕妇、哮喘人群应少食。

8. 辣椒

【性味归经】味辛，性热。归脾、胃经。

【功效主治】

温中散寒——脘腹冷痛。

除湿止痛——关节痹痛。

开胃消食——食欲不振。

【食疗举例】辣椒制为丸，清晨以热豆腐皮裹，吞下。（《中药材百科》）

【食用提示】辣椒中辣椒素可刺激口腔唾液和胃酸分泌，增强食欲，促进胃肠消化，也能刺激体温调节中枢，促进新陈代谢起到减肥作用；辣椒中维生素 C 含量丰富可缓解疲劳；辣椒外敷能刺激血管扩张，有治冻疮、化瘀消肿作用。

作为配料入菜，如土豆与鸡肉中加入辣椒，有温补益气、健脾和胃、祛湿之效；肉末与辣椒搭配有健脾开胃之效；辣椒与粳米搭配可解表热、预防流行性感冒；辣椒与花椒搭配有驱寒、暖胃、解毒之效。

选购时应选择皮色光泽、有水分、有香味的辣椒。辣椒适合胃寒恶心、冻疮、关节冷痛的人群食用。阴虚火旺、痔疮、目赤的人群禁食。

9. 白萝卜

【性味归经】生萝卜味辛、甘，性凉；熟萝卜味甘，性平。归脾、胃、肺、大肠经。

【功效主治】

下气消食——食积，口臭。

顺气通便——腹胀，便秘。

化痰止咳——肺热咳嗽，痰黏，咳黄痰。

生津利尿——小便不利。

【食疗举例】糖尿病口干、口渴，用5个白萝卜煮汤，再加大米煮粥。(《饮膳正要》)

【食用提示】白萝卜中维生素C含量丰富，能在滋养皮肤、延缓衰老、防止色素沉着的同时提高机体免疫力；白萝卜中的芥子油能刺激胃肠蠕动；白萝卜中的酶类能分解食物营养成分，促进消化吸收；白萝卜能促进胆汁分泌，降低体内脂肪含量，有降脂、减肥之效；白萝卜含糖化酵素，能分解食物中致癌物质亚硝胺，含木质素能增强固有免疫细胞活性，有防癌抗癌作用；白萝卜能促进胃肠液的分泌，保护胃肠道。

白萝卜与不同的食材搭配有不同的功效：与羊肉同食可改善食积、除痰暖胃；与鹅肉同食可清热解毒、润肺止咳；与紫菜同食可清热化痰、润肺止咳、利尿；与牛肉同食可补中益气。白萝卜不宜与菠萝、橘子、杨梅同食，易诱发甲状腺肿。

选购时应选择大小均匀、色泽嫩白、无开裂分叉、根部完整的萝卜，可生吃也可入菜，不宜削皮。脾虚便溏者、服用补益药物的人群不宜多食，有胃肠道疾病、先兆流产、子宫下垂的人群不宜食。

10. 胡萝卜

【性味归经】味甘、辛，性平。归脾、肝、肺经。

【功效主治】

健脾益胃——营养不良，食欲不振。

降气止咳——便秘，久咳，高血压。

养肝明目——眼干眼涩，夜盲症。

【食疗举例】小儿发热，可用胡萝卜煎水，服用多次。（《岭南采药录》）

【食用提示】胡萝卜中富含胡萝卜素，可经人体消化分解为维生素 A，有清肝明目、增强免疫之效，可治疗夜盲症、干眼病；胡萝卜素也能增加血管中血流量，能有效预防血管类疾病的发生，有降压、降脂、防贫血之效；胡萝卜中的维生素 A 能促进骨骼生长发育；胡萝卜中的叶酸与木质素有防癌、抗癌之效；胡萝卜富含膳食纤维，可促进胃肠蠕动，通便时带走粪便中的有害毒素，预防肠道癌症的产生；胡萝卜也含有较多植物纤维，吸水性强，可增加饱腹感来减少外界食物摄入，有减肥作用。

胡萝卜与不同的食材搭配有不同的功效：与小米同食有美容养颜之效；与山药同食有降血糖、改善视力之效；与菠菜同食可预防中风；与羊排同食有补中益气、促进血液循环之效。胡萝卜不宜与山楂、桃、苹果同食，易破坏水果中的维生素 C。

采购时宜选择皮色橘红、质地偏硬、无裂口、无虫眼的胡萝卜，可常温放置，亦可切去"头部"于冰箱储存。胡萝卜因其为脂溶性物质，油炒或与肉类炖煮食用更有利于吸收。胡萝卜适合高血压、夜盲症、干眼病、皮肤粗糙、癌症的人群食用。长期过量食用胡萝卜易使肤色变橙黄；不宜饮酒时进食，会增加肝脏患病风险。

11. 莲藕

【性味归经】味甘，性寒。归心、肝、脾经。

【功效主治】

健脾润肺——脾虚久痢，燥咳。

清热生津——热病烦渴。

凉血止血——吐血，咯血。

【食疗举例】痰热咳嗽，用藕汁、梨汁混合服用。（《简便单方》）

【食用提示】莲藕中含丰富的淀粉与维生素，能滋养皮肤、调理肠道；莲藕中有较多的单宁酸，能使血管收缩，有止血凉血之效；莲藕含有抗氧化的多酚类物质，能与体内游离自由基结合，减少器官损害；莲藕富含大量膳食纤维，能刺激胃肠蠕动，帮助通便；莲藕含黏液蛋白，可润滑保护消化道，增强血管弹性，减少脂质聚集，起到降压、降脂作用；莲藕含钾，有利小便、降压之效。

莲藕与不同的食材搭配有不同的功效：与红豆同食有补血养颜、健脾开胃之效；与桃仁同食有活血散瘀之效；与鳝鱼同食有健脾开胃、调节酸碱平衡之效；与排骨同食有强身健体、美容养颜之效；与鸡同食有滋阴补血、补中益气之效。莲藕不宜与猪肝同食，可抑制人体对铁元素的吸收。

挑选时应选择皮色黄褐不发黑、粗短均匀气孔大的莲藕，生食熟食均可。煮藕时不宜用铁器烹饪，易使莲藕发黑。莲藕适合缺铁性贫血、便秘、高血压、高血脂的人群食用。脾胃虚寒、消化不良、痛经、糖尿病、孕妇不宜过食。

12. 芹菜

【性味归经】味辛、甘，性凉。归肺、肝、胃经。

【功效主治】

清热解毒——暑热。

清肺止咳——咳嗽。

降压利尿——小便淋痛，高血压。

【食疗举例】咳嗽发热，可水芹煎汤饮用，或捣汁生服。（《红河中草药》）

【食用提示】芹菜中铁元素含量丰富，有补血养血、滋润皮肤之效；芹菜纤维素含量较高，经消化后产生的木质素能抑制肠道致癌物质产生，有抑癌抗癌之效；芹菜富含大量维生素，其中维生素 P 能增强血管韧性与弹性，预防心血管疾病的发生，同时能有效降低血压；芹菜含有大量膳食纤维，能刺激胃肠蠕动，降低小肠对糖类物质的消化吸收；芹菜含有芹菜素碱与甘露醇等活性物质，有除烦、安神、通便、降糖、降脂之效。

芹菜与不同食物搭配有不同功效：与牛肉搭配降压降脂、清热补脾；与花生搭配能延缓衰老、促进血液循环；与核桃搭配能补肾、清肝、降血压；与小米搭配能清热解毒、除烦安神；与香芋搭配能健脾开胃、调养气血；与红薯搭配能减脂减肥、降血压。芹菜不宜与螃蟹搭配，影响人体对蛋白质的吸收。

挑选时应选择梗粗短、叶翠绿、笔直易折断的芹菜。芹菜适合高血压、糖尿病、痛风的人群，以及肝郁化热、肝木克土而食欲不振、月经失调的人群食用。脾胃虚寒、低血压、便溏的人群少食。

13. 大白菜

【性味归经】味甘，性平。归肠、胃、膀胱经。

【功效主治】

清热泻火——暑热。

养胃生津——口渴。

通利肠胃——便秘。

【食疗举例】感冒，用 1 两白萝卜块，半斤白菜心，煎汤，加红糖食用数次。(《家庭食医图镜》)

【食用提示】大白菜含有大量纤维素，能促进胃肠蠕动，排出有害物质；大白菜中含有微量元素钼，能有效减少机体内致癌物质亚硝胺的生成和吸收，并能促进排泄，有抑制食道癌变的作用；大白菜嘌呤含量低，能减少尿酸盐的生成与积累，预防痛风发生；研究表明，老年性痴呆症与铝元素关系密切，大白菜的硅元素能促使体内沉积铝元素随粪便排出；大白菜中的维生素 E 能保护胰岛细胞，减少自由基对胰岛细胞的损害，有调节血糖、保护血管的作用；大白菜中还含果胶，可促进多余胆固醇排出，有降脂之效。

大白菜与不同食材搭配有不同药效：与鲤鱼搭配有利水消肿、通乳之效；与香菇搭配有降血压、通小便之效；与栗子搭配有消除色斑与黑眼圈之效；与豆角搭配有清热解暑、润肺止渴之效；与猪肉搭配有补充营养、健脾开胃之效；与虾仁搭配有改善牙龈出血、防便秘之效。

挑选时宜选择叶片翠绿紧实、根部白色的大白菜。切割时顺其纹路可减少维生素流失。大白菜适合肺热咳嗽、便秘、痛风、肾病的人群食用。

14. 油麦菜

【性味归经】味甘，性寒。归肺、胃、大肠经。

【功效主治】

生津消痰——痰黄黏稠。

清肺止咳——肺热咳嗽。

润肠通便——便秘。

【食疗举例】小儿疳积：油麦菜37克，同猪肝炖服。(《江西民间验方》)

【食用提示】油麦菜属于低热量、高营养的蔬菜，可有效减少胆固醇沉积、润肺止咳；油麦菜含甘露醇，有利小便、促进血液循环之效；油麦菜含莴苣素，有安神助眠之效；油麦菜富含维生素C与膳食纤维，能刺激胃肠蠕动，促进毒素排出，起到减肥、通便作用，维生素C还有抗坏血酸、抗氧化等作用；油麦菜中的铜元素能促进人体器官发育，是保持身体健康不可缺少的一种微量营养素。油麦菜与不同食材搭配会产生不同的功效：与芝麻酱搭配增强补钙之效；与豆腐搭配增强助眠之效。

油麦菜储存时应避开苹果、梨、香蕉等乙烯较多的蔬果，否则易出现赤褐斑点。油麦菜烹调时间不宜过长，否则会破坏其脆性及原始味道。胃寒腹痛、肾虚尿频的人群少食。

15. 圆白菜（卷心菜、甘蓝）

【性味归经】味甘，性平。归胃经。

【功效主治】

清热利湿——湿热黄疸。

【食疗举例】清热祛火：甘蓝洗净榨汁，加白糖食用。(《天然蔬果养生速查图解》)

【食用提示】圆白菜维生素含量丰富，有延缓衰老之效；

圆白菜中的维生素 U 能修复受损的黏膜，有效治疗溃疡；圆白菜中铬含量较多，能增强胰岛素敏感度，调节糖代谢与脂质代谢；圆白菜嘌呤含量少，可减少尿酸形成，并有助于尿酸盐排出而防治痛风；圆白菜的膳食纤维含量较多，能促进胃肠道蠕动，抑制糖类转化脂肪，有降压、减肥之效；圆白菜中有萝卜硫素，可在机体形成保护膜，抵御有害物质入侵。

圆白菜与不同的食材搭配有不同的功效：与猪肉搭配有滋润肠胃、健脾开胃之效；与虾仁搭配可补充体内的碘元素；与木耳搭配有健脾补肾之效。

挑选时宜选择叶片坚实、绿色有光泽、无虫眼、无腐烂的圆白菜。圆白菜不宜生吃，因含微量致甲状腺肿大的物质，可热水微烫后爆炒再食用。圆白菜适合血脂血糖血压高、肥胖的人群食用。肠炎腹泻、胃寒脾弱的人群少食。圆白菜、花椰菜等食物可诱发饮食性甲状腺肿，甲状腺疾病患者不宜食用。

16. 菠菜

【性味归经】味甘，性平。归肝、胃、大肠经。

【功效主治】

清热通便——痔疮，便秘。

润燥补血——贫血，皮肤干燥。

【食疗举例】高血压头疼：沸水烫鲜菠菜 3 分钟，麻油拌食。(《浙江药用植物志》)

【食用提示】菠菜中维生素 A、维生素 C 含量较高，能有效防治坏血酸、夜盲症，含有叶酸可促进铁元素的吸收，改善缺铁性贫血；菠菜膳食纤维含量多，有助于改善便秘症状；菠菜中含有类胰岛素样物质，有助于调节血糖水平。

菠菜与不同食物搭配可增强不同功效：与猪肝搭配有补血

明目之效；与花生搭配有美容养颜之效；与海带搭配可预防结石；与茄子搭配可促进血液循环。菠菜不宜与腐竹搭配，妨碍钙的吸收；不宜与豆腐等高钙食物同食，易生产草酸钙。

挑选时应选择翠绿嫩叶，烹饪宜沸水烫软再爆炒。菠菜适合便血、坏血病、高血脂、高血压、高血糖、皮肤粗糙、夜盲症的人群食用，肾结石、肾功能低下的人群不宜食用。

17. 空心菜

【性味归经】味甘，性寒。归肠、胃经。

【功效主治】

清热解毒——热病烦渴。

润肠通便——尿赤，便秘。

【食疗举例】鼻血不止：空心菜和糖捣烂，沸水冲服。(《岭南采药录》)

【食用提示】空心菜膳食纤维含量丰富，可促进胃肠蠕动，降低胃肠道对糖脂的吸收；空心菜中的果胶可促进有害物质排出；空心菜的木质素能提高固有免疫细胞的活性；空心菜含有叶绿素可清洁牙齿、滋润皮肤；空心菜呈碱性能中和胃肠道的酸度，调节肠道菌群；空心菜含有烟酸、维生素 C 等物质，对降脂减肥有益。

空心菜与不同食材搭配有不同功效：与青椒搭配可改善头痛、降低血压、消肿解毒；与粳米搭配可预防心血管疾病，调节新陈代谢；与鸡蛋搭配有润肠通便之效；与鸭掌搭配有清热解毒、促小便之效。空心菜不宜与牛奶、酸奶、奶酪搭配，会影响钙的吸收。

挑选时应选择叶绿新鲜、无腐烂、经管细嫩的空心菜，可于清水中浸泡维持新鲜度。空心菜适宜便血、血尿、糖尿病患者食用。脾虚泄泻者不宜多食。

18. 韭菜

【性味归经】味辛，性温。归肾、胃、肺、肝经。

【功效主治】

温阳补肾——肾阳虚所致肢冷、畏寒、遗精、痛经。

化瘀解毒——跌打损伤（外用捣烂敷）。

【食疗举例】小儿腹胀韭菜根捣汁，和猪油服。（《中华颐养书》）

【食用提示】韭菜中的挥发精油和含硫化合物有特殊香味，能刺激味觉、增加食欲；韭菜富含膳食纤维与维生素，能增强胃肠蠕动，减少粪便中毒素停留时间；韭菜籽含壮阳物质，可改善肾阳不足所致性功能不佳；韭菜中的含硫化合物有降血脂、扩张血脉、淡斑亮发之效。

韭菜与不同食材搭配有不同功效：与鸡蛋搭配有固精补肾之效；与青鱼搭配有防脚气、浮肿之效；与虾搭配有补肾壮阳之效；与莴笋、黑木耳搭配可保护心血管。韭菜不宜与蜂蜜同时间大量食用，易导致腹泻。

挑选时应选择切口平整、叶绿鲜亮、无虫眼的韭菜，初春时节韭菜品质最佳，晚秋次之，夏季的最差。炒熟的韭菜不宜隔夜食用，防止韭菜中硝酸盐转化为致癌的亚硝酸盐。韭菜适合肾阳虚便秘、体质虚寒、乳汁不通的人群食用。阴虚火旺者不宜食用。

19. 莴苣

【性味归经】味苦、甘，性凉。归胃、小肠经。

【功效主治】

清热解毒——热病烦渴，口干口臭，虫蛇咬伤（外用捣汁敷）。

利尿通乳——乳汁不下。

润肠通便——腹胀便秘。

【食疗举例】口臭：莴苣菜洗净生嚼。（《果蔬疗法大全》）

【食用提示】莴苣味清香，可促进唾液、胃液的分泌，可改善食欲；莴苣中富含维生素PP，可增强胰岛素活性从而调节糖代谢；莴苣中钾元素含量较多，可调节水盐平衡，有通小便、降血压之效；莴苣中的铁元素可被人体吸收，从而改善缺铁性贫血；莴苣富含植物纤维素，能刺激胃肠蠕动，促进食物消化吸收，有润肠通便之效；莴苣中的钙元素能强骨健齿；莴苣中的维生素E有改善皮肤状态、延缓衰老之效。

莴苣与不同食材搭配发挥不同功效：与木耳搭配可防治高血脂、高血糖、高血压；与花菇搭配可通小便、降脂、降压；与肥牛搭配可补气血。

挑选时应选择皮薄叶绿、硬度高、不空心、水分充足的莴苣。莴苣适合水肿、乳少、高血压、糖尿病、肥胖、肾病的人群食用。脾胃虚弱、腹泻的人群不宜食。

20. 芥菜（雪里蕻）

【性味归经】味辛，性温。归肺、胃、肾经。

【功效主治】

宣肺祛痰——咳嗽痰多，喑哑喉痛。

行气利水——尿道不通。

下气通肠——胸膈胀满，便秘。

【食疗举例】膀胱结石，小便不通：鲜芥菜25克切碎，水煎取3碗数次服。（《福建药物志》）

【食用提示】芥菜中的维生素C具有极强的抗氧化性，可调节大脑氧含量从而缓解疲劳；芥菜中钙元素丰富，可调节新陈代谢，促进骨骼发育；芥菜的膳食纤维可刺激胃肠蠕动，排出有害毒素，改善便秘；芥菜中的胡萝卜素与维生素 A 能防治眼部疾病；芥菜提取物可抑制肿瘤的产生与分裂，有抑癌抗癌的作用。

芥菜与不同的食材搭配发挥不同的功效：与猪肝搭配可促进钙的吸收；与鸡心搭配可促进营养成分吸收。芥菜腌制后会散发出独特的香味，能刺激味觉、增强食欲、促进胃肠消化。注意食用芥菜不宜过量，易致痰多"上火"，痰热咳嗽、痔疮、便血、阴虚火旺的人群不宜食用。

21. 洋葱

【性味归经】味辛、甘，性温。归肺经。

【功效主治】

发散风寒——外感风寒所致鼻塞。

辛香开胃——食欲不振。

解毒杀虫——滴虫性阴道炎（外用）。

降压降糖——高血压，高血糖。

【食疗举例】洋葱去老皮切碎，与粳米共入砂锅煮，能防治心血管疾病和糖尿病。（《中华颐养书》）

【食用提示】洋葱辛辣能增强食欲、促进消化、提神醒脑，改善食欲不振症状；洋葱含有植物杀菌素，有化痰、止咳之效；洋葱含有环蒜氨酸，有降脂之效；洋葱含有前列腺素，可扩张血管、防止血液黏稠，降低心血管疾病发生风险，还有助于钠盐的排出，起到降血压的作用；洋葱含谷胱甘肽与硒元素，有抗氧化、抑制癌细胞的生长、抗衰老之效；洋葱含有钙元素，能促进骨骼生长发育，防治骨质疏松。

　　洋葱与不同食材搭配具有不同功效：与猪肉搭配有降压、防血栓之效；与豆腐搭配有健脾益气、降压、降脂之效；与大蒜搭配有杀菌、抗癌之效；与茄子搭配可保护血管；与猪肝搭配有益气补血、补肝明目之效；与苹果、茶叶搭配可保护心脏。

　　洋葱适合储存在避光通风处。洋葱适合食欲不振、消化不良、高血脂、高血压、高血糖、动脉粥样硬化等人群食用。有热性疾病的人群不宜食用。

22. 大葱

【性味归经】味辛，性温。归肺、胃经。

【功效主治】

发汗解表——风寒感冒，鼻塞流涕，面目浮肿。

通阳散结——关节拘急不利，心腹冷痛。

通经脉——跌打损伤，疮痈肿毒（外用捣烂敷）。

【食疗举例】感冒头痛：连根大葱20根和米煮粥，加醋少许，熟食取汗即解。（《济生秘览》）

【食用提示】大葱可促进血液循环，增强机体新陈代谢，加快汗液排出和消化液分泌，可预防感冒、增强食欲、降低血压，若与富含维生素 B_1 的食物搭配，还有解除疲劳之效；大葱表面有丰富的蒜素，杀菌作用强；大葱含有硒元素，可调节胃液中亚硝酸盐含量，有防癌抑癌之效；大葱的纤维素能降低小肠中糖类的吸收，调节机体血糖含量；大葱中还含有挥发油，会促进肾上腺素的分泌从而加速脂肪分解，有减肥之效。

　　大葱与不同食材搭配具有不同功效：与鸭蛋搭配有散寒止痛之效；与羊肉搭配有补中益气、散寒通阳之效；与糯米搭配有化痰祛寒之效；与蒜搭配有解毒、散寒之效。可在大葱根部包裹塑料袋保持新鲜度。消化道溃疡患者少食，表虚多汗者慎服热葱汤。

23. 竹笋

【性味归经】味甘，性寒。归胃、大肠经。

【功效主治】

行气消胀——食积腹胀。

清热化痰——痰黄咳嗽。

清肺透疹——疹透不畅。

【食疗举例】肺热型糖尿病：鲜毛笋去皮切片，与大米煮粥，分2次服。(《山西中医》)

【食用提示】竹笋含大量优质蛋白与谷氨酸、胱氨酸，有助于调节机体生长发育；竹笋富含膳食纤维，能促进消化、改善便秘、排泄毒素、防治肠癌；竹笋属于低脂肪、低淀粉食物，长期食用可减少脂肪摄入量，起到减肥降脂的作用。挑选时应选择竹节距离近、形态饱满者，不可久放。

竹笋与不同食物搭配可发挥不同效果：与冬瓜搭配有减压降脂、美容减肥之效；与牛肉搭配有补虚健脾之效；与山药搭配有滋阴生津、健脾养胃、降糖减肥之效；与鲍鱼搭配有平肝潜阳、养血补肾之效。

竹笋适合便秘、高血脂、高血压、癌症的人群食用，有结石、胃肠疾病、佝偻病、肝硬化的人群不宜过食。竹笋中草酸较多，易与含钙物质形成草酸钙，沸水焯烫可除去草酸。

24. 芦笋

【性味归经】味甘，性寒。归肺经。

【功效主治】

清热生津——肺热咳嗽，烦渴。

利尿通淋——小便不利，尿赤。

【食疗举例】解鱼肉药箭诸毒。(《玉楸药解》)

【食用提示】芦笋富含硒元素,能抑制癌细胞的活性,增强机体抗癌能力;芦笋含有大量叶酸,母体食用可促进婴儿大脑发育;芦笋含有膳食纤维、芦丁、胆碱,能促进胃肠道蠕动,减少粪便有害物质对机体的损害;芦笋能够增强超氧化物歧化酶的活性,可延缓衰老、美容养颜;芦笋富含胡萝卜素可改善视力。选购时应选择掐之出水、花苞未开者,不宜长期存放。

芦笋不同食物搭配发挥不同功效:与香菇搭配有降压、降脂之效;与银杏搭配有改善心血管之效;与花菜搭配有养血止血之效;与冬瓜搭配有利小便、降血压之效;与鸡蛋搭配有补血之效。

芦笋适合有癌症、贫血、牙龈出血、高血压、高血脂的人群食用,脾胃虚寒者慎服。痛风急性发作期间不宜食用豆制品、芦笋、紫菜、香菇等含嘌呤含量高的蔬菜。

25. 苦菊(苦苣)

【性味归经】味苦,性平。归肺、肝经。

【功效主治】

清热解毒——暑热,肺热咳喘。

降糖降脂——肥胖,高血脂,高血糖。

消炎止痢——痢疾。

【食疗举例】治阴肿:鲜苦苣和猪瘦肉适量,水炖服。(《新编中草药图谱及经典配方》)

【食用提示】苦菊含有蒲公英甾醇、胆碱,具有较强的杀菌作用;苦菊富含维生素、胡萝卜素、无机盐等成分,可促进人体生长发育,增强免疫力;苦菊的水煎剂可抑制白血病患者血细胞脱氢酶的活性;苦菊中膳食纤维含量较多,促进胃肠蠕动，减少粪便毒素对肠道的损害；苦菊含铁可改善缺铁性贫血。苦菊不宜长期储存。脾胃虚寒、便溏的人群不宜食。

26. 马齿苋

【性味归经】味酸，性寒。归肝、大肠经。

【功效主治】

清热利湿——热病烦渴，湿热泄泻。

凉血解毒——热毒痢疾，疮痈毒肿（外用捣烂或煎汁敷）。

利尿通淋——小便不利。

【食疗举例】黄疸，用新鲜马齿苋，绞汁水冲服。(《食物中药与便方》)

【食用提示】马齿苋含有的钾盐、脂肪酸、强心苷、黄酮类物质，能改善脂质代谢、降血压、抗血栓、保护血管；马齿苋含有大量胡萝卜素、维生素 E，能抗氧化、抗衰老、促进溃疡愈合；马齿苋含有去甲肾上腺素，能促进胰岛素分泌、调节糖代谢、降低血糖；马齿苋对细菌、真菌有一定的抑制作用，有"天然的抗生素"之称；马齿苋能清理肺部有毒物质，抑制肺部病理学改变，适合长期处于粉尘环境的人群食用，可防止硅在肺部沉积。

马齿苋与不同的食材搭配具有不同的功效：与瘦肉搭配有降压、护肝之效；与冬瓜搭配有利尿、消肿、降压之效。马齿苋适合皮肤干燥、视力差、小便不利、高血压、便血等人群食用。脾胃虚寒、便溏、孕妇人群不宜食。

27. 香菇

【性味归经】味甘，性平。归肝、胃经。

【功效主治】

益胃和中——食欲不振。

理气化痰——痰多，烦闷。

解毒抗癌——肿瘤，疮疡。

【食疗举例】头痛头晕：香菇煮酒，食之。（《中国药用真菌》）

【食用提示】香菇属于高蛋白、低脂肪的食物，有"蘑菇皇后"之称，自带鲜味，可控制盐的使用。香菇中维生素、无机盐、膳食纤维等营养素含量丰富，可促进胃肠蠕动、改善便秘、减肥；香菇含有的多糖成分可增强机体免疫力；香菇中的铁元素可改善缺铁性贫血；香菇中的维生素 B 含量较多，有缓解皮炎之效；香菇中的双链核糖核酸可诱生干扰素，产生免疫调节、抗病毒、抗肿瘤作用。

香菇与不同的食材搭配具有不同的功效：与鲜枣搭配有补血安神、滋补脾胃之效；与油菜搭配可促进钙吸收；与木耳搭配有降压、降脂之效；与冬瓜搭配有清热解毒、补益气血之效；与鸡肉搭配有补脾健胃之效。

选购时应选择无霉无异味、菌盖平滑圆润肥厚、内盖条状微曲整齐、含水少的香菇。干香菇食用前宜冷水浸泡挤出水分后烹饪。香菇适合高血压、贫血、糖尿病、肥胖、便秘、食欲不振的人群食用。

28. 木耳

【性味归经】味甘，性平。归脾、肺、大肠、肝经。

【功效主治】

益气补血——气血不足。

滋阴润肺——肺燥久咳。

凉血止血——崩中漏血。

【食疗举例】贫血：木耳 30 克与红枣 30 枚同煮食用，可

加红糖调味。(《家庭食疗手册》)

【食用提示】木耳含铁量较多,可改善缺铁性贫血,又有美容养颜、提亮肤色之效;木耳含有植物胶质,可补充皮肤水分;木耳含有植物素与生物碱有防治结石之效;木耳中的维生素K能促进血液流动、防血栓;木耳含有纤维素可刺激胃肠蠕动,减少机体对食物脂肪的吸收,促进粪便中毒素排出;木耳含有磷脂酰胆碱、脑磷脂、鞘磷脂可益智健脑;木耳含植物碱,可促进结石等内源性异物化解,木耳胶体可吸附体内纤维、粉尘等有害物质,有清理肠道、排毒之效。

木耳与不同的食材搭配具有不同的功效:与黄瓜搭配有降压、减脂之效;与红枣搭配有滋阴活血之效;与豆腐搭配有防血栓之效;与猪肝搭配有补血活血、益肝明目之效;与鲫鱼搭配有利水消肿、美容养颜之效。木耳不宜与茶搭配,易降低人体对铁的吸收。

挑选时应选择肉厚、乌黑有光泽、无异味、含水少的木耳。木耳适合有出血症状、高血压、血管类疾病、结石、缺铁的人群食用。

29. 银耳

【性味归经】味甘,性平。归肺、胃、肾经。

【功效主治】

养阴清热——阴虚火旺诸症(五心烦热、潮热盗汗、颧红口干等)。

润肺益胃——阴虚咳喘,肺痨(肺结核),心烦失眠,口干口渴。

【食疗举例】虚劳咳喘:银耳、糯米适量,冰糖10克,煮粥食用。(《食疗粥谱》)

【食用提示】银耳含有胶质有润肤祛斑之效；银耳富含膳食纤维能刺激胃肠蠕动，促进食物消化，减少脂肪摄入，有润肠减肥之效；银耳有微量元素硒、钙等可促进机体生长发育，提高免疫力；银耳含有多糖类成分，可提高肝脏解毒功能，从而保护肝脏；银耳能促进血液循环，有效预防动脉粥样硬化，有降血压之效；银耳含有多种维生素，其中维生素 PP 含量最多，可调节机体脂质代谢与糖代谢。

银耳与不同的食材搭配具有不同的功效：与鸭肉搭配有利水消肿、滋阴润燥之效；与香蕉搭配有养阴润肠之效；与苹果搭配有润肺止咳、排毒养颜之效；与红枣搭配有补气养血之效；与枸杞搭配有补肾养阴、美容养颜之效。银耳不宜与菠菜搭配，易与菠菜中的草酸产生沉淀，不利于钙的吸收。

选购时宜选择朵大疏松、色白微黄、无杂质、无异味的银耳，食用前宜用温水泡发。银耳适合免疫力低下、体虚、燥咳无痰、口干、便秘、阴虚火旺的人群食用。外感风寒、糖尿病、有湿痰的人群不宜食。

30. 大蒜

【性味归经】味辛，性温。归脾、胃、肺、大肠经。

【功效主治】

温中行滞——脘腹冷痛。

杀虫解毒——十二指肠钩虫，疮痈毒肿（外用捣烂敷）。

【食疗举例】蒜，醋浸二三年，治疗心腹冷痛。（《本草纲目》）

【食用提示】大蒜中含有大蒜辣素，可杀灭体内的有害微生物，清除胃肠道有害毒素，保持肠道清洁，还能刺激胃肠蠕动，增强食欲，改善消化不良，起到预防感冒、排毒、杀菌的作用；大蒜中含有硒元素，可参与体内代谢途径，清除毒素，减少血小板集聚；大蒜素能抑制血小板积聚、防止动脉硬化、降低胆固醇、改善机体葡萄糖耐量，调节血糖、血压、血脂。

大蒜与不同食材搭配产生不同的功效：与荠菜搭配有健脾开胃之效；与螃蟹搭配有补肾解毒之效；与黄瓜搭配有清热解毒、降脂减肥之效。

挑选时应选择形态完整、硬度高、气味辛辣、未发芽的大蒜。胃溃疡、肠燥便秘、阴虚火旺等人群不宜食。

四、肉类

肉类主要分为禽肉（鸡、鸭、鹅等）、畜肉（牛、猪、羊等）及制品，营养价值高。肉类的营养价值如下：

蛋白质：肉类富含多种蛋白质，其中赖氨酸的含量较多，可与缺乏赖氨酸的食物（例如谷类）互补。

■ 知识链接

肉类含有的蛋白质属于优质动物蛋白，因其氨基酸构成比例与人体的相似，易被人体吸收从而促进儿童生长发育，维持人体正常生命活动。但在补充蛋白质的同时也会有胆固醇、脂肪的摄入，食用时应注意控制其摄入量。

脂肪：肉类多为饱和脂肪酸，由于畜肉富含脂肪与胆固

醇，食之易增加高脂血症、肥胖等疾病的风险，其营养价值低
于畜类，但都不如植物油脂。

📖 知识链接

　　　脂类包括脂肪与类脂，脂肪（"甘油三酯"）包括甘油
　　与脂肪酸，脂肪酸包括饱和脂肪酸、不饱和脂肪酸，饱和
　　脂肪酸多存在于动物油脂，不饱和脂肪酸多存在于植物油
　　脂。脂肪具有稳定体温、保护内脏、储能供能、缓冲压力
　　等重要作用。类脂包括磷脂、糖脂、胆固醇等，可参与细
　　胞膜合成、信号识别、抗氧化、免疫调节过程。

碳水化合物：肉类中含量低，主要分布于肝脏、肌肉中。
维生素：以 B 族维生素和维生素 A 为主，主要在肝脏中。
矿物质：肉类含有较多锌、磷、硫、钾、钠等。其中瘦肉
矿物质的含量高于肥肉，主要集中于动物内脏，如猪肝、鸭肝
含铁量丰富，牛肾、猪肾含硒量丰富。

（一）禽肉类

1.鸡肉

【性味归经】味甘，性温。归胃、脾经。

【功效主治】

补阳益气——畏寒肢冷，反复感冒。

温中补血——月经不调，体弱。

【食疗举例】脾胃虚弱，板栗与鸡肉共食。

【食用提示】鸡肉中蛋白质含量高且易被人体吸收，有增
强抵抗力之效；鸡肉中含有亚油酸、亚麻酸，能有效降低胆固

醇含量；鸡肉中磷脂类成分对人体生长发育有益；鸡肉皮富含胶原蛋白，可增强皮肤弹性、延缓衰老，但含有大量脂类成分，热量远高于去皮鸡肉。

鸡肉与不同食物搭配发挥不同功效：与松子搭配可提高机体免疫力；与板栗搭配有强身健体之效；与冬瓜搭配有消肿利尿、补中益气之效；与油菜搭配有延缓衰老、保肝护心之效。鸡肉不宜与兔肉搭配，易致腹泻。

选购时宜选择肉面光泽有弹性、按压凹陷能快速恢复、无异味、不黏手的鸡肉，可冰箱冷藏或加盐腌制。烹饪可加姜片、生抽、料酒去腥。由于吞噬有害物质的巨噬细胞在腔上囊（鸡尾尖长羽毛的部位，俗称"鸡屁股"）大量聚集，食用时最好去除此部位。鸡肉适合营养不良、体虚乏力、月经不调、产后缺乳、术后调养等人群食用。感冒发热、急性热病、高血压、高血脂、尿毒症人群不宜食。

2. 鸭肉

【性味归经】味甘、微咸，性平。归肺、脾、肾经。

【功效主治】

补虚益气，养阴凉血——潮热盗汗，肺虚久咳。

利水消肿——水肿。

【食疗举例】病后浮肿：老鸭加厚朴蒸食之。然体虚者勿服。（《华佗神医秘传》）

【食用提示】鸭肉钾元素含量高，能调节水盐平衡，有降压、利尿、消肿之效；鸭肉脂肪以不饱和脂肪酸为主，易被人体消化，既可改善食欲不振又可保护心脏；鸭肉中 B 族维生素、维生素 PP、维生素 E 含量较多，能有效减少脚气病、炎症的发生，还有延缓衰老、保护心脏之效；鸭肉还能促进乳汁分泌，改善阴虚血热所致女性月经不调症状。

鸭肉与不同食材搭配有不同的功效：与海带搭配有清热祛痰、通便降压之效；与橘皮搭配有益阴补虚、行气化痰之效；与白菜搭配有降脂、降压之效；与丝瓜搭配有润肠养胃、清火泄热之效。

选购时应选择体表乳白、切面玫瑰红、味腥、肉实的鸭肉，可冷冻也可腌制保存。鸭肉适合阴血不足、体虚水肿、肺脾肾虚的人群食用，感冒、便溏、便血者不宜食。

3. 鹅肉

【性味归经】味甘，性平。归脾、肝、肺经。

【功效主治】

益气补虚——虚羸少气，乏力。

补肺健脾——肺虚久咳，脾虚体瘦。

【食疗举例】食少，体弱，鹅肉炖白萝卜食用。

【食用提示】鹅肉含有大量优质蛋白，可合成机体的免疫蛋白从而增强免疫力；鹅肉脂肪较少且以不饱和脂肪酸为主，可降低血液中低密度脂蛋白的合成速度，加速血栓分解，有效预防高血脂与脑血栓等心血管疾病；鹅肉富含钾，可调节水盐平衡，减少水钠滞留，维持酸碱平衡，具有防治高血压、稳定心脏搏动节奏、保护神经、帮助肌肉收缩等作用。

鹅肉与不同食材搭配有不同的功效：与萝卜搭配有清肺止咳、顺气化痰之效；鹅肉不宜与柿子搭配，易致消化不良、腹痛腹泻。

挑选时宜选择肉表有弹性有光泽、受压后凹陷快速恢复、无异味、不沾手的鹅肉，可腌制后通风储存或煮熟后用保鲜膜覆盖放于冰箱内。鹅肉适合气血不足、口渴少津、糖尿病人群食用。高血压、高血脂、血管疾病、癌症等人群不宜食。鹅肉易产生湿热，湿热疮毒者禁食。

4. 鸽肉

【性味归经】味咸，性平。归肺、肝、肾经。

【功效主治】

益气养血补虚——血虚经闭，体虚怕冷，乏力气短。

补益肝肾——肝肾亏损所致消渴多饮。

解毒——恶疮疥癣。

【食疗举例】血虚经闭，鸽子肉、甲鱼炖食。(《中医食疗》)

【食用提示】鸽肉富含蛋白质，能增强体质，有"动物人参"之称；鸽肉中软骨素含量高，可改善皮肤弹性、促进血液循环、美容养颜；鸽肉中的泛酸能改善发质，乌发亮发；鸽子是调节阴阳平衡、补虚强壮的良药，还能促进伤口愈合；鸽脑含脑磷脂可延缓细胞衰老、提升记忆力。

鸽肉与不同食材搭配有不同的功效：与萝卜搭配有清热解毒之效；与粳米搭配有健脾和中、祛湿止痒之效；与竹笋搭配有健胃消食、生津开胃之效；与银耳搭配有补心脑、滋肾阴之效。鸽肉不宜与香菇、黄花菜分别搭配，易诱发痔疮；鸽肉不宜与猪肝搭配，易营养不良。

挑选时宜选择腰圆背宽、喜活动的鸽子，或有光泽、脂肪洁白的鸽肉，不宜长时间常温放置，可于冰箱冷冻保存。鸽肉适合有脱发困扰、记忆力减退和肝肾亏虚型月经不调、高血脂、高血压、冠心病的人群适量食用。有食积胃热、有流产先兆、尿毒症的人群不宜食用。

（二）畜肉类

1. 驴肉

【性味归经】味甘、酸，性平。归脾、胃、肝经。

【功效主治】

益气补血，强壮筋骨——气血不足，筋骨劳损，神疲乏力。

除烦安神——心烦，虚烦失眠。

【食疗举例】补血益气，治远年劳损，煮汁空心饮。（《本草纲目》）

【食用提示】驴肉有补益精血、强壮筋骨、补虚益损、美容养颜之效。驴肉蛋白含量高、脂肪含量低，有能够补充营养的动物胶、骨胶及钙酸等成分；驴肉含不饱和脂肪酸，可保护心脑血管；驴肉还有安神去烦、安心养神的功效。

驴肉和不同食材搭配可发挥不同功效：与土豆搭配有补气益胃之效；与芡实搭配有补肾固精之效；与莲子搭配有健脾养心、养血补虚之效。驴肉不宜与猪肉、口蘑搭配，易消化不良、腹泻。

选购时应选择肉质红嫩润泽、弹性好、脂肪微黄、无异味的驴肉，自死、病死的驴肉不可食用。驴肉适宜气血不足、体弱多病的人群食用。过敏性皮肤病、哮喘易反复的人群不宜食。

2. 牛肉

【性味归经】水牛肉：味甘，性凉。黄牛肉：味甘，性温。归脾、胃经。

【功效主治】

健脾养胃——脾胃虚寒。

益气补血——体弱消渴。

濡润筋骨——腰膝酸软。

【食疗举例】大腹浮肿：牛肉与姜醋空腹食。（《食医心鉴》）

【食用提示】牛肉所含蛋白质质量高，其中氨基酸比例接近人体，特别是肌氨酸含量最高，可促进肌肉形成，使机体更有力量；牛肉脂肪含量低，以不饱和脂肪酸为主，具有抗氧化性，能提高机体免疫力、修复组织损伤；牛肉富含铁、锌、钙，可有效防治贫血、促进生长发育。

牛肉与不同食材搭配有不同的功效：与芹菜搭配有滋阴补脾、减肥瘦身之效；与土豆搭配有补脾益气养胃之效；与南瓜搭配有养胃益气之效；与山药搭配有健脾益胃之效；与红枣搭配有补气养血之效。牛肉不宜与栗子大量同食，易致消化不良。

挑选时应选择外表鲜红均匀、弹性好、无异味、不黏手的牛肉，不可长期常温存放。牛肉适合气血亏虚、病后调养、发育不良、贫血、乏力、从事体力劳动的人群食用。患疮疡湿疹者慎用，内热盛者忌多食。禁食自死、病死的牛肉。

3. 羊肉

【性味归经】味甘，性热。归脾、胃、肾经。

【功效主治】

健脾补肾，补气壮阳——脾肾虚寒证（肢冷畏寒、腰膝酸冷、脘腹冷痛、泄泻便溏、阳痿尿频、痛经）。

温阳活血——寒疝腹痛，血虚经闭。

【食疗举例】辛润甘补，故仲景治虚羸蒸劳，用当归羊肉汤。（《医林纂要探源》）

【食用提示】羊肉肉质细嫩易消化,蛋白质、钙、铁含量高,脂肪含量低,胆固醇含量少,是冬季防寒温补的优质食材;其中绵羊肉偏温性,山羊肉偏凉性,山羊肉胆固醇更低,血脂高的人群可以适量食用。

羊肉与不同食材搭配有不同功效:与生姜搭配有温阳散寒之效;与山药搭配有补虚益气、健脾暖胃之效;与粳米搭配有补中益气、健脾暖下之效;与萝卜搭配有祛痰热、消食积之效。羊肉不宜与茶叶水搭配,茶叶中鞣酸会与羊肉蛋白质结合,减弱肠道蠕动,诱发便秘;羊肉不宜与西瓜搭配,羊肉温补,再食用西瓜则过于寒凉,寒热错杂易损伤脾胃;羊肉不宜与栗子搭配,不易消化。

烹饪时要除羊肉膻味,可在羊肉汤中加入萝卜、绿豆、甘蔗同煮,或用生姜、蒜末、酱油、料酒煸炒,或清水炖煮后配以蒜蓉辣椒食用。羊肉适合体质虚寒、肾阳不足、血虚寒凝的人群食用。外感发热、内热壅盛而口舌生疮、痔疮、牙痛、牙龈出血的人群禁食。

4. 兔肉

【性味归经】味甘,性寒。归脾、肝、大肠经。

【功效主治】

凉血解毒——湿热痹证。

补气养阴——胃热消渴。

【食疗举例】消渴:兔煎煮至烂,冷后服汤。(《海上集验方》)脾气虚弱:兔肉与怀山药、枸杞子等共煮汤服。(《现代营养知识大全》)

【食用提示】兔肉蛋白质、赖氨酸、铁、钙、磷脂酰胆碱含量高,脂肪、胆固醇含量低,热量低,高钾低钠,有促进生长发育、健脑益智、增强免疫力、改善脂代谢、调节血压、预防动脉硬化及冠心病等作用。

兔肉与不同食物搭配可发挥不同功效：与香蕉搭配有益气生津之效；与大枣同食可改善脾胃虚弱、疲乏无力症状；与洋葱搭配有降糖降压之效；与冬瓜搭配有消暑减肥之效。兔肉不宜与橘子、鸡肉、鸭肉同食，易致腹痛腹泻。

选购时应当选择肌肉弹性好、色泽均匀、表面微润、不黏手、脂肪微黄的兔肉。兔肉适宜阴虚体质、高血压、高血糖、胃热津伤口渴的人群等食用。经期女性、脾胃虚寒、寒湿内盛者不宜食。

5. 猪肉

【性味归经】味甘、咸，性微寒。归脾、胃、肾经。

【功效主治】

滋阴补肾——肾气亏虚，肾阴不足。

益气养血——气血不足。

利水消肿——小便不利。

【食疗举例】咳嗽：猪肉连骨煮末后泡酒服。(《普济方》)

【食用提示】猪肉含优质蛋白与必需脂肪酸，可促进机体生长发育；猪肉铁含量较多，且所含的血红素也能促进机体对铁的吸收，可防治缺铁性贫血；猪肉中还含有丰富的维生素，维生素 A 有增强视力、滋润皮肤、强骨固齿之效，维生素 B_2 能参与调节脂质代谢；猪肉的钙、磷有强筋健骨之效；猪肉入汤有润燥之效，可改善津液不足所致皮肤干燥、便秘等症状。

猪肉与不同食材搭配有不同的功效：与苦瓜搭配有清热解毒、改善视力之效；与冬笋搭配有滋补肝肾之效；与山楂搭配有健脾开胃之效；与茄子搭配有疏通经络、清热解毒之效。

挑选时应选择肉质鲜嫩有光泽、弹性好、无异物、无异味的猪肉，可加盐腌制后放于阴凉通风处或冰箱冷藏。猪肉适合阴虚便秘、皮肤干燥、乳少、燥咳无痰、营养不良的人群食用。痰热内滞、湿热肥胖、高血脂、高血压的人群少食。由于猪的甲状腺经高温翻炒后仍有活性，易导致人体甲状腺激素过高，出现类似甲亢表现，应禁食猪肾上腺和有病变的淋巴结。

附：猪肝

【性味归经】味甘、苦，性温。归脾、胃、肝经。

【功效主治】

健脾益气——脚气浮肿。

养肝明目——夜盲。

【食疗举例】乳少：猪肝制粥服。（《食医心鉴》）

【食用提示】猪肝含丰富铁元素，可改善缺铁性贫血；猪肝含有维生素 C 及微量元素硒，可提高免疫力、延缓衰老；猪肝含大量维生素 A 有明目之效；猪肝中维生素 B_2 有去除毒素之效；猪肝含有磷脂酰胆碱能调节胆固醇代谢、增强免疫功能，但也含有较多胆固醇，血脂偏高的人群可以少量食用。

猪肝与不同食材搭配有不同的功效：与菠菜搭配有补血明目之效；与木耳搭配有滋肾养肝、排出毒素之效；与苋菜搭配可增强抵抗力。猪肝不宜与豆芽、西红柿、柚子搭配，易破坏维生素 C；不宜与鸽肉搭配，易产生皮肤色素。

挑选时应选择外表紫红均匀、弹性好、无硬块或水肿、无白点的猪肝，可将其煮熟冷却后放于冰箱保存，新鲜猪肝最好当天食用。猪肝适合视力弱、夜盲症、贫血、浮肿、脚气等人群食用。高血脂、肝病的人群不宜食用。

附：猪腰

【性味归经】味咸，性平。归肾经。

【功效主治】

补肾滋阴——肾虚腰酸。

消肿利尿——水肿。

【食疗举例】产前腰痛：猪腰子拌青盐为丸，和酒服。（《胎产新书》）久咳不瘥：猪肾与干姜同煮，睡前缓服。（《古今医统大全》）

【食用提示】猪腰入汤有补肾强腰之效，可改善肾精亏虚、遗精盗汗等症状；猪腰富含微量元素，可调节机体代谢、维持酸碱平衡、增强免疫力；猪腰蛋白质含量也极其丰富，可参与组织损伤与修复，有强身健体之效；猪腰能增强膀胱排出尿液功能。

猪腰与不同食材搭配有不同的功效：与银耳搭配有补肾滋阴之效；与竹笋搭配有强肾利水之效；与茴香搭配有和胃止痛之效。猪腰不宜与萝卜搭配，影响消化。

挑选时应选择大小均匀、外表淡红有光泽、有弹性、无异味、无血点的猪腰，可用葱姜汁浸泡去臊味。猪腰适合腰酸背痛、遗精盗汗、耳聋耳鸣的人群食用。有高血脂、高胆固醇的人群不宜食。

附：猪肚

【性味归经】味甘，性温。归脾、胃经。

【功效主治】

健脾益胃——脾虚腹胀，水肿，泄泻。

补虚扶正——气虚下陷。

【食疗举例】泄泻者，可纳大蒜于猪肚内，煮烂做膏合平

胃散共服。(《世医得效方》肚蒜丸）

【食用提示】猪肚含有蛋白质、维生素、脂肪、钙、铁等营养物质，可刺激胃酸分泌、减少胃黏膜损伤，有健脾养胃之效。

猪肚与不同食材搭配有不同的功效：与金针菇搭配有健脾开胃、助消化之效；与山药搭配有益气补血、健脾胃之效；与胡萝卜搭配有养胃生津之效；与糯米搭配有益气补血之效。

在挑选时应选择弹性好、有光泽、黏液少的猪肚。猪肚适合脾胃虚弱、食积、腹胀的人群食用。高血压、高血脂的人群少食。

附：猪血

【性味归经】味咸，性平。归心、肝经。

【功效主治】

养心补血——血虚脱发，眼睛干涩，爪甲不荣，面唇色淡。

养肝平肝——血虚眩晕。

解毒清肠——腹胀便秘。

【食疗举例】邪热扰心：猪血与靛花末、朱砂末同研为丸和酒服。(《本草纲目》)

【食用提示】猪血含铁量较多，易被人体吸收利用，可促进机体生长发育，有效防治缺铁性贫血；猪血脂肪与热量低，铁和磷脂酰胆碱较多，嘌呤含量少，高血脂、痛风人群可适量食用；猪血含维生素 K，可促进凝血因子生成，有止血之效；猪血含多种微量元素，对病愈后的患者有调养之益；猪血中含钴元素可抑制肿瘤生长；猪血中的蛋白质经消化后，能与肠道中的粉尘、有害金属等物质结合，排出体外，起到清肠解毒的作用。

　　猪血与不同食物搭配会有不同的功效：猪血与木耳搭配可增强体质；猪血与豆腐搭配有补血之效。猪血不宜与黄豆搭配，不利于消化；猪血不宜与海带搭配，易便秘。

　　挑选时应选择颜色暗红易碎、切面粗糙有孔、有淡腥味的猪血，可水煮冷却后放于冰箱保存。猪血适合贫血、体弱、常处于粉尘环境、有肠道寄生虫的人群食用。高血压、高胆固醇、肝病、冠心病人群少食。

　　附：猪蹄

　　【性味归经】味甘、咸，性平。归胃经。

　　【功效主治】

　　补气养血——体弱羸瘦。

　　通经下乳——产后乳少。

　　润肤美容——皮肤松弛，干燥粗糙。

　　消疮托毒——痈疽疮毒。

　　【食疗举例】热毒攻手足：猪蹄合大葱煮后去渣以盐渍。（《肘后备急方》）

　　【食用提示】猪蹄富含胶原蛋白，可在熬制时以明胶形式结合水分，补充皮肤组织中的含水量，有延缓衰老之效，还能加快毛发生长；猪蹄能促进乳汁分泌，对哺乳期妇女有益；猪蹄能滋补阴液，改善肾阴虚弱导致的腰膝酸软等症状。选购时应选择蹄部肉、无异味、筋好的猪蹄。

　　猪蹄与花生或无花果搭配有补血通乳之效。猪蹄适合哺乳期血虚缺乳、腰膝酸软、皮肤粗糙、筋骨弱、体虚的人群食用。猪蹄胆固醇较高，高血脂、冠心病患者宜少食；消化力弱的老年人少食。建议烹饪时低温慢炖，炖煮时胆固醇可以融入汤中，猪蹄的胆固醇含量会降低。

五、乳类

牛奶、羊奶、马奶等动物乳汁，可经脱水、脱脂、干燥后制成粉末冲服，亦可加工成酸奶、奶油、奶酪。其营养价值如下：

乳类含有优质蛋白质等多种营养成分，母乳中乳糖含量最高，羊奶次之，牛奶最低。乳糖有助于机体对钙的吸收，提升智力与记忆力，促进儿童生长发育。牛奶含有丰富的维生素、钠、钾、钙、镁、磷、铁等矿物质，发酵乳含钙量更高。

📖 知识链接

　　乳类中的蛋白质为天然蛋白质，可提供机体所需的必需氨基酸，其中大部分蛋白质为酪蛋白，少部分为乳清蛋白。乳清蛋白在免疫调节、杀毒灭菌、促进铁元素吸收、增强体质等方面作用较大。

乳酸菌发酵后制成的酸奶，维生素保存较好，营养价值高，有助于增强肠道菌群活性，抑制腐败菌生长繁殖，治疗肠道疾病。奶粉有全脂、低脂、脱脂、配方奶粉等多种类型，其中全脂奶粉营养价值较新鲜牛奶更高。食用牛奶易腹泻的婴儿和低脂饮食人群宜食脱脂奶粉，婴儿宜食配方奶粉。乳类食物及乳制品应避光保存，防止维生素丢失。

1. 牛奶

【性味归经】味甘，性微寒。归心、肺、胃经。

【功效主治】

补虚损——虚劳体弱。

益肺胃——呕吐呃逆。

生津润肠——消渴便秘。

养血安神——阴血亏虚。

【食疗举例】小儿哕：生姜汁与牛乳各 500 毫升，煎取 500 毫升，分为 2 服。(《备急千金要方》)

【食用提示】牛奶富含优质蛋白，能够保持血管弹性、预防心脑血管动脉硬化；脱脂牛奶中的胆固醇、脂溶性维生素含量低；牛奶中的乳清酸可以抑制肝脏合成胆固醇，从而降低血液中胆固醇含量；牛奶含钙、钾丰富，可促进机体排出过量的钠，维持血压稳定；乳糖是牛奶的主要碳水化合物，既不容易使血脂升高，又能促进钙吸收，能够促进儿童身体发育、预防老年人骨质疏松；牛奶洗脸可以减少色素沉着斑痕，滋润美白肌肤，减少皮肤皱纹。

牛奶与不同食材搭配有不同功效：与杏仁搭配有润肺养颜之效；与牡蛎搭配有强骨固齿之效。牛奶不宜与橘子、橙子同食，防止果酸影响蛋白质吸收。

牛奶尽可能避免空腹饮用；高温加热、冷冻、久煮可导致营养成分被破坏。阴血不足、高脂血症、心脑血管病患者、老年便秘者皆适宜饮用牛奶。脾胃虚寒、痰湿咳嗽、容易腹泻便溏者不宜饮用。儿童适宜饮用热姜撞奶。

2. 羊奶

【性味归经】味甘，性微温。归心，肺经。

【功效主治】

益气补虚——虚劳体弱。

润燥——消渴。

和中——呕哕。

解毒——漆疮（外用涂搽）。

【食疗举例】干呕：饮用羊乳 1 杯。（《备急千金要方》）

【食用提示】羊奶与母乳蛋白质结构相似，且营养价值更高、易吸收，婴儿的消化吸收程度较好。羊奶含有钙、磷、维生素等营养素，可促进儿童生长发育、机体代谢。

羊奶应保存在阴凉干燥处，避免发酵结块、发酸腐坏，食用前应高温消毒灭菌。羊奶不可空腹食用，不宜蒸煮、加糖，不可与豆浆同煮，不可长期储存，不宜同时服用药物。体虚羸弱、营养不良的老人、幼儿可作营养品服用。羊奶性温热，痰湿体胖、热病初愈者慎用，防止助湿生痰。

3. 马奶

【性味归经】味甘，性凉。归心，脾经。

【功效主治】

滋阴润燥——虚劳烦热，骨蒸潮热。

清热止渴——消渴，糖尿病。

【食疗举例】体质羸弱：饮用马奶酿酒。口渴：饮马乳。（《千金翼方》）

【食用提示】马奶含有蛋白质、脂肪、维生素、糖类、钙、钾、钠、磷、烟酸等物质。马奶也是与母乳十分接近的一种天然乳品，易于消化吸收；马奶脂肪含量较牛奶少，适宜高脂血症、心血管疾病人群食用；马奶含有抵抗细菌病毒等微生物的抗体，可增强机体的抵抗力。

发酵后的酸马奶可调节胃肠功能，促进机体吸收营养物质，改善机体乳糖不耐受，降低血压、血脂、胆固醇，提高免疫力，可用于治疗冠心病、高血压、肠胃炎等疾病，对于缓解胸闷、心前区疼痛效果显著。蒙医学有运用酸马奶治疗肝炎、肺结核、慢性支气管炎、慢性溃疡等疾病的"酸马奶疗法"。酿制的马奶酒能健脾祛湿，治疗肺结核等肺部疾病。

阴虚火旺、血虚烦热者，以及消渴、便秘、神经衰弱、肺结核、坏血病患者皆宜食马奶。马奶性凉，偏清补，因此脾胃虚寒、泄泻便溏者不宜饮用。

六、蛋类

蛋类富含蛋白质、脂肪、微量元素及多种维生素，包括维生素 D、维生素 E、B 族维生素、维生素 A 等。蛋清的蛋白质含量虽低于蛋黄，但蛋清中胆固醇含量低，是补充优质蛋白的优选食材。蛋类加热过度可使蛋白质变性，不易消化。心血管疾病患者要减少蛋黄的摄入量，尤其是鹅蛋黄。

▥　知识链接

蛋类的蛋白质多为优质蛋白，其蛋白品质接近母乳，且易被机体消化吸收，在组织修复、供能等方面发挥作用。蛋类的脂肪多为不饱和脂肪酸，多以乳化形式存在于蛋黄中，易被人体吸收。

1. 鸡蛋
【性味归经】味甘，性平。归肺、脾、胃经。
【功效主治】
滋阴生津——咽喉干痛。

养血润燥——热病烦渴。

安胎——胎动不安。

【食疗举例】防治小儿扁桃体发炎，用夏枯草、带壳鸡蛋、两碗冷水一同煮沸，蛋熟去壳，放回汤汁继续煮10分钟，吃蛋喝汤。

【食用提示】鸡蛋含有丰富优质蛋白，2～3个鸡蛋即可满足孕期蛋白质的摄入需求；蛋黄中的胆碱能够促进毛发生长；鸡蛋中的磷脂酰胆碱能够营养神经，改善记忆力，促进肝脏再生，有护肝之效；鸡蛋中的维生素D能够减少乳腺癌的发病率；鸡蛋所含叶黄素能缓解眼部疲劳；鸡蛋还含有钙、铁、锌、钾等多种营养物质，可促进机体生长发育，有延缓衰老、健脑、补血、保护血管之效。

鸡蛋与不同食材搭配有不同功效：与韭菜搭配有温中补气、补血固精之效；与紫菜搭配有补肾化痰之效；与西红柿搭配有健脾开胃之效；与鲶鱼搭配有补血催乳之效。

挑选时应选择外形光滑圆润、无破损、无异味的鸡蛋，可放置于通风阴凉处或冷藏保存。高胆固醇、肝炎、心脑血管病患者慎食蛋黄，胆石症、肾病患者、脾虚食积、痰饮积聚者不宜食用。素体虚弱、营养不良、产后休虚人群宜食。一般来说每天食用鸡蛋的数量，青少年以2个为宜，老年人以1个为宜。

2. 鸭蛋

【性味归经】味甘，性凉。归心、肺经。

【功效主治】

清肺润燥——牙龈肿痛，烦热咳嗽，咽喉干痛。

滋阴养肝——血虚头痛。

止泻止痢——妇人赤白痢疾，泄泻。

【食疗举例】腹泻：250毫升醋与2枚鸭蛋共煮，吃蛋喝醋。(《广西药用动物》)

【食用提示】鸭蛋的营养成分与鸡蛋类似，但由于质地粗糙、腥味较重，需高温杀死病菌，因此常被处理成咸鸭蛋或皮蛋食用。鸭蛋性凉，适用人群不如鸡蛋多，应避免与李子同食用；脾胃阳虚、虚寒泄泻者不宜食用；鸭蛋富含油脂，胆固醇、脂肪含量较高，脂肪肝、高脂血症、胆囊炎或胆石症等肝胆疾病患者及脾虚食积者不宜食；老年人也不宜过食，防止增加血管硬化的风险。鸭蛋中部分营养物质能够加速排泄尿酸，痛风患者可食。咸鸭蛋清经脱盐处理后，其营养价值与质地优于鸡蛋清。

3. 鹅蛋

【性味归经】味甘，性温。归胃、胆经。

【功效主治】补中益气——体瘦，疲倦，头晕。

【食疗举例】消瘦：1枚鹅蛋，与黄芪、党参、怀山药各30克同煮，食蛋喝汤。

【食用提示】鹅蛋脂肪含量高，维生素、矿物质含量也高于鸡蛋。鹅蛋的优质蛋白消化率高，能提供人体所需氨基酸；蛋黄为人体提供能量；鹅蛋性味偏温，寒冷时节食用能够补益中气，帮助机体抵御寒冷；鹅蛋还有提高青少年记忆力、促进孕期胎儿生长发育、促进哺乳期妇女泌乳、防治高血压的作用。作为食疗食品时，应避免过食或同食动物血、绿豆、酒、花椒。高脂血症、心脑血管硬化、肝胆疾病、热病愈后人群不宜食用鹅蛋。

4. 鹌鹑蛋

【性味归经】味甘、淡，性平。归脾、胃经。

【功效主治】

补中益气——气血不足。

滋阴补虚——久病体虚。

益智补脑——头晕，健忘。

【食疗举例】肺痨：鹌鹑蛋 1 枚，白及粉 10 克，煮沸，每天早晨食用。(《家庭食疗手册》)

【食用提示】鹌鹑蛋中磷脂酰胆碱与脑磷脂含量丰富，能供养高级神经活动，达到补脑之效；鹌鹑蛋的营养价值与鸡蛋类似，但其赖氨酸含量高于鸡蛋，营养更易于消化吸收，有"卵中佳品""动物中的人参"之称。鹌鹑蛋作为较为理想的滋补之品，老人、小孩都适宜食用，痛风患者也能通过食用鹌鹑蛋补充营养成分，促进机体排出尿酸。虽然鹌鹑蛋较其他禽蛋的蛋黄、蛋清脂肪含量更低，但脑血管疾病、高脂血症患者仍要慎食，以防胆固醇摄入过量，诱发动脉硬化。

七、水产类

水产类食物包括鱼、蟹、虾、贝类、海藻类，营养价值高。鱼类含有大量生命所需的优质蛋白质，含量不低于鸡肉、鸭肉；鱼肉组织细嫩易消化，但不可长期存放；鱼肉富含维生素 A、维生素 D、维生素 B_3；脂肪含量极低，其富含的 $\omega-3$ 长链多不饱和脂肪酸可以预防动脉粥样硬化和冠心病；鱼肉所含矿物质中钙、碘含量较高。虾的营养极为丰富，特别是蛋白质营养价值最高，扇贝、螃蟹、海参的蛋白质含量也相对较多，海藻类中紫菜蛋白质含量最高。紫菜还含有牛磺酸，有抗氧化、抗衰老、增强免疫力、改善内分泌、降血糖、控制血液中胆固醇水平、稳定血压、防止动脉粥样硬化、促进儿童生长发育等功能。

Ⅲ 知识链接

> 鱼类所富含的蛋白质多为优质蛋白，因其肌肉纤维成分较其他种类更为细腻，且蛋白质的组成比例与人体接近，易被人体所吸收。

（一）鱼类

1. 鲫鱼

【性味归经】味甘，性平。归脾、胃、大肠经。

【功效主治】

健脾和胃——脾胃虚弱，小儿体弱。

利水消肿——食少，水肿，泄泻。

养血催乳——产后缺乳。

【食疗举例】脾胃虚寒食少：沸豉汁热投之即愈，着胡椒、干姜、莳萝、橘皮等末。空心食之。(《食医心鉴》)

【食用提示】鲫鱼蛋白质种类齐全、品质高，易被人体消化吸收，适宜肝肾疾病、心脑血管疾病患者食用；含有大量维生素 A、钾、磷、镁，有促进血液循环、调节水液代谢、调节糖代谢、降血压、降血脂之效；鲫鱼中磷脂酰胆碱能补充脑部营养，提升智力，防治心血管疾病；鲫鱼中维生素 A 与视黄醇有明目之效。

鲫鱼与不同食材搭配有不同功效：与赤小豆、茯苓搭配有利水消肿之效；与陈皮搭配有化痰健胃、改善食欲之效；与竹笋搭配有清热补气、生津止渴之效；与薄荷搭配有散热止咳之效；与豆腐搭配有健脾润肺、美容养颜之效；与蘑菇搭配有清热解毒、利小便之效；与白菜搭配有生津养胃、通便之效。

在选购时，应选择有活力、眼睛饱满突出、鳃鲜红、无腐臭味、体表有透明黏液、腹部平坦的鲫鱼，熬汤时可先微煎再入汤。鲫鱼适合脾胃虚弱、食欲不振、产后乳少、水肿尿少、高血压、肝肾疾病的人群食用。患有感冒发热、疮疡、肝昏迷、尿毒症的人群不宜食用；鲫鱼子胆固醇含量较高，血脂、胆固醇高的人群和中老年人少食。

2. 鲤鱼

【性味归经】味甘，性平。归脾、肾、胃、胆经。

【功效主治】

健脾养胃——脾胃虚弱。

利尿消肿——水肿，小便不利。

通乳安胎——胎动不安，乳汁不通。

【食疗举例】胃痛，消化不良，鲤鱼蒸汤服。(《山东药用动物》)产后腹痛，赤鲤鱼烧灰调服。(《普济方》)

【食用提示】鲤鱼蛋白质含量多、品质高，易被消化吸收；还含有必需氨基酸、维生素 A、维生素 D、矿物质等，有利于消化不良、脾胃虚弱、食欲不佳、产后乳少的人群食用；鲤鱼所含脂肪以不饱和脂肪酸为主，其中的 EPA、DHA 可增强智力，不饱和脂肪酸还有利于降低胆固醇、防治动脉硬化；鲤鱼的钾含量丰富，可防治机体低钾引起的疾病，同时调节机体代谢，有利水消肿之效；鲤鱼含维生素 A，可改善视力、保护眼睛。鲤鱼含嘌呤较多，痛风患者应少食。

鲤鱼与不同食材搭配有不同功效：与木瓜搭配有通乳之效；与白菜搭配有消肿之效；与黄瓜搭配有降压、减脂之效。

挑选鲤鱼时应选择有活力、眼睛饱满突出、无腐臭味、体表有透明黏液、腹部平坦的鲤鱼。鱼脊上两筋及黑血应剔除，有毒不可食用。鲤鱼适合脾虚水肿、小便不利、孕妇、夜盲人群食用。有恶性肿瘤、过敏性皮肤病、疮疡的人群慎食。

3. 鳝鱼

【性味归经】味甘，性温。归脾、肾、肝经。

【功效主治】

补益气血——体弱，食少，子宫脱垂，痢疾。

补益肝肾——肾虚腰痛，阳痿，经少色淡。

强骨祛湿——风湿骨痛。

【食疗举例】糖尿病患者，鳝鱼炖熟，常食。(《水产品营养与药物手册》)

【食用提示】鳝鱼蛋白质含量高，脂肪含量低，钙、磷含量丰富，还有多种维生素、鳝鱼素，有助于调节机体糖脂代谢，有降血糖作用；鳝鱼含有丰富的 DHA（二十二碳六烯酸）、磷脂酰胆碱、鳝鱼素，能修复内皮细胞和神经细胞，保护血管，健脑益智；鳝鱼富含维生素 A 有明目护眼之效；鳝鱼含神经生长因子和抗凝物质可以改善微循环，消水肿，促进神经功能恢复；将活鳝鱼血涂抹在麻痹肌肉上，有激活神经肌肉功能的作用；鳝鱼血敷在面瘫部位凝固后能收缩皮肤肌肉，促进恢复，减短病程。

鳝鱼与不同食材搭配有不同的功效：与白术搭配有补血益气、温阳补脾之效；与青椒、洋葱搭配有降糖、降脂之效；与藕搭配有补肾养阴之效。鳝鱼不宜与柿子、菠菜搭配，不利于肠胃消化。

选购时应选择体黄无肿块、白尾带絮状绒毛、体粗有活力、无异味、无畸形的鳝鱼。鳝鱼适合体虚、营养不良、高血糖、高血脂、高血压人群食用。有虚热、瘙痒性皮肤病的人群不宜食。

4. 鳜鱼（桂鱼）

【性味归经】味甘，性平。归脾、胃经。

【功效主治】

健脾益胃——食少，气短，乏力。

补养气血——体虚，咳嗽。

【食疗举例】脾胃虚弱，食欲不振，鳜鱼炖汤食用。

【食用提示】鳜鱼为我国四大淡水名鱼之一，蛋白质含量丰富，肉质好易吸收，还含有维生素、少量脂肪、无机盐等营养物质，对消化系统功能不佳的人群有益，也适合老人、儿童食用；鳜鱼热量低，有瘦身塑形之效；鳜鱼有"杀痨虫"作用，可以防治肺结核、促进愈后康复。

鳜鱼的背鳍刺、臀鳍刺、腹鳍刺有毒腺分布，刺伤可导致局部剧烈肿痛、发热畏寒等症，捕捞或食用前应去除鳍刺。选购时，宜选择活力好、外形均匀、鱼鳞光泽透亮、腹部平坦、尾部平滑、无异味的鳜鱼。鳜鱼适合脾胃气虚、食欲不振、营养不良、肥胖的人群及肺结核患者食用。寒湿内蕴、哮喘、咯血人群禁食。

5. 带鱼

【性味归经】味甘，性平。归胃经。

【功效主治】

健脾补虚——消化不良，气短乏力。

柔肝养血——毛发干枯，发白，脱发，视物昏花。

通乳——产后乳汁不足。

【食疗举例】产后缺少乳汁，木瓜、带鱼炖汤食用。(《常见药用动物》)

【食用提示】带鱼属于海水鱼，含嘌呤较高；带鱼体表油脂含有抗癌成分；带鱼含有丰富不饱和脂肪酸、磷脂酰胆碱，可补脑益智、提高记忆力；带鱼含有钾、铁、镁、硒、碘等人体必需元素，有抗氧化、抗衰老、调节机体代谢、预防心血管疾病、预防缺碘性甲状腺疾病、提高免疫力等作用；带鱼含有维生素 A 可以养肝明目、滋润肌肤。

带鱼与不同食材搭配有不同的功效：与草莓搭配有助于维生素的吸收；与木瓜搭配有益气补虚、通乳、美容之效；与蜂蜜搭配有调经补血之效；与牛奶搭配有补肾健脑、滋补强身之效。带鱼不宜与石榴、甘草、荆芥、巧克力搭配。

选购时应选择鳞甲齐全有光泽、鱼眼清亮饱满、肉质有弹性的带鱼。带鱼适宜体虚乏力、营养不良人群食用，可作为胃癌、食欲不振的辅助治疗。过敏体质、皮肤病、痛风者不宜食。

6. 泥鳅

【性味归经】味甘，性平。归脾、肝、肾经。

【功效主治】

补益脾肾——小儿体弱，脾虚泄泻，腰膝酸软，阳痿，消渴，盗汗。

利水消肿——泄泻，小便不通，黄疸。

养血止痒——皮肤瘙痒，痔疮，疥癣。

【食疗举例】腰膝酸软，用 1 只活甲鱼与 5 条活泥鳅煮食。(《中国传统性医学》)治小儿盗汗，把泥鳅（去内脏）洗净，煎黄加水煮汤，剩余一半水量，可加盐调味，每日食用 1 次，

幼儿分多次服。(《常见药用动物》)

【食用提示】泥鳅含有蛋白质、赖氨酸、烟酸、脂肪、铁、磷、钙、维生素 B_1、维生素 A 等营养成分，可补虚强壮、改善性功能、补钙壮骨、改善贫血；泥鳅中的烟酸可增强血管壁弹性、促进血液循环，防治心脑血管疾病。

泥鳅与不同食材搭配有不同功效：与豆腐搭配有降脂、益气、补虚之效；与鸽蛋搭配有壮阳补肾、填精之效；与木耳搭配有滋补气血、强身健体之效。螃蟹性寒凉，泥鳅不宜与螃蟹同食。

选购时应选择表皮光泽、活力强、口鳃紧闭、有黏液的泥鳅。泥鳅适合先天体弱、盗汗、脾虚水肿、消化不良、肾虚阳痿、糖尿病、心血管疾病、肝炎、痔疮、癌症等人群及老年人食用。过敏人群应忌食。

（二）其他水产

1. 虾

【性味归经】味甘、咸，性温。归肝、肾经。

【功效主治】

补肾壮阳——阳痿遗精。

养血通乳——乳汁不下。

【食疗举例】乳少：对虾肉与蒲公英，白芍水煎服。(《中国药用海洋生物》)

【食用提示】河虾含有丰富蛋白质、维生素 A、硒、铁、钙、钾等营养物质；对虾含有丰富的蛋白质、钙、铁、锌、硒等营养物质。虾具有保护血管、调节胆固醇与血压、增强机体抵抗力、防治缺铁性贫血、强骨健齿、延缓衰老、抑制肿瘤等作用；虾还含有牛磺酸、虾青素，有极强抗氧化作用、调节机体代谢作用。

　　虾与不同食材搭配有着不同的功效：虾与白菜搭配有改善便秘、止血之效；虾与海带搭配有化痰散瘀、抑癌防癌之效；虾与枸杞搭配有补肾壮阳之效；虾与葱搭配有益气通乳之效；虾与腰果搭配有提亮肤色、润发之效。虾不宜与橙子搭配，易呕吐；虾不宜与猪肉搭配，易造成阴虚火旺；虾不宜与芹菜搭配，易影响铁的吸收；虾不宜与红枣搭配，易中毒；虾不宜与螃蟹、山楂搭配，易腹痛腹泻，呕吐；虾不宜与南瓜搭配，易引发痢疾。

　　选购时应当选择颜色青绿、有色泽、体弯曲、有弹性的虾。虾适宜男性不育、腰软无力、体质虚弱、缺钙而腿抽筋、心血管疾病人群食用。有皮肤疾病、支气管哮喘、对虾过敏的人群不宜食。

　　2. 蟹

　　【性味归经】味咸，性寒。归胃、肝经。

　　【功效主治】

　　清热滋阴——胸热烦闷，口渴，结核病。

　　散瘀破结——筋骨损伤，瘀络疼痛。

　　解毒消肿——乳房肿痛，油漆皮炎（外用捣烂或煎汤洗）。

　　【食疗举例】产后耳枕疼，螃蟹焙干，热烧酒服。（《滇南本草》）

　　【食用提示】蟹富含蛋白质和人体必需多种微量元素，可参与组织修复，增强抵抗力；蟹中胆固醇含量较高，有结石或心血管疾病者应少食；蟹肉含脂肪与糖类较少，对减肥人群有益；螃蟹含有丰富维生素 D，可以调节机体钙磷代谢、免疫功能，可用于防治佝偻病、骨质疏松症。

蟹不宜与寒性蔬菜（茄子）、寒性水果（甜瓜、西瓜、柿子）同食，易引起脾胃不适而腹痛腹泻。但若烹调得当，寒温协调，也可以减少胃肠不适反应。螃蟹不宜与含有鞣酸较多的食物（石榴、柿子）同食，不利于蛋白质吸收。螃蟹不宜与油腻性食物同食，易导致消化不良。

选购时尽量选择新鲜有活力的螃蟹，挑选蟹背深色质坚硬、蟹腹雪白、颜色明朗有光泽、爪毛金黄而密、眼睛灵活有活力、嘴巴能吐起泡、蟹爪有弹力（拉直后能快速弯曲）、肚脐凸出、无异味的蟹。不可食用死蟹、生螃蟹，食之易中毒。蟹适宜跌打损伤、瘀血肿痛、风湿性关节炎的人群食用；关节伤痛者可用螃蟹研末酒调外敷，皮肤病漆疮可煎汤外洗或捣烂外敷。心血管疾病、高血压、高血脂、月经期、孕妇、痛风、脾胃虚寒者不宜食。

3. 文蛤肉

【性味归经】味咸，性寒。归胃经。

【功效主治】

滋阴润燥——干咳，盗汗，消渴。

利水消痰——痰热咳嗽。

软坚散结——肺结核，疮疖毒肿。

【食疗举例】肺结核：文蛤肉加韭菜煮食，或与百合、玉竹、山药煮食。治糖尿病：蛤蜊肉常炖食。(《海味营养与药用指南》)

【食用提示】蛤蜊含有蛋白质、钙、铁、磷、碘、维生素、烟酸、氨基酸、牛磺酸等成分，还含有可以降低血清胆固醇的物质，脂肪含量低，有强骨固齿、健脑益智、促进婴幼儿大脑和智力发育、调节胆固醇代谢、防治心血管疾病、防治缺碘性甲状腺疾病、防治缺铁性贫血、抑制肿瘤生长、增强抵抗力等作用。

文蛤肉与不同食材相搭配有不同的功效：与紫菜搭配对高血脂患者有益；与豆腐搭配有补益气血之效。

选购时应选择贝壳饱满有光泽、闭口或半吐舌头、用手触碰就收缩的鲜活文蛤。文蛤肉适合阴虚血少、贫血、糖尿病、肺结核、黄疸、甲状腺腺瘤、胆固醇高、血脂偏高的人群食用。脾胃虚寒者、月经期女性、海鲜过敏者不宜食。

4. 海参

【性味归经】味甘、咸，性平。归肾、肺经。

【功效主治】

补肾益精——精血亏虚。

养血润燥——皮肤干燥、瘙痒。

【食疗举例】高血压：海参与冰糖适量煮熟空腹服。(《食物中药与便方》) 遗尿：海参蒸熟加糖喝汤。(《青岛中草药手册》)

【食用提示】海参含有丰富蛋白质、必需氨基酸、磷、硒、钙、钾、铁、皂苷、维生素、微量元素等成分，还含有硫酸软骨素，脂肪、胆固醇含量很少，有抗菌消炎、调节代谢、保护血管、防治血栓、缓解疲劳、延缓衰老、提升记忆、预防骨质疏松之效；海参嘌呤含量很低，痛风患者食用可减少食物嘌呤的摄入，从而减少尿酸生成；海参还含有酸性黏多糖、海参皂苷、海参胶原蛋白等成分，有抗凝血、保护血管、抗病毒、增强免疫功能等作用。

海参与不同食材搭配有不同的功效：与羊肉搭配有强身

健体之效；与木耳搭配有滋阴润燥、清肠通便之效；与鸭肉搭配，有清热祛火、滋养五脏之效。海参不宜与含鞣酸多的水果同食，不易消化。

选购时应选择色黑褐有光泽、肉质肥厚弹性好、硬度高、不黏手、肉刺尖直者。体虚贫血、肾虚水肿、尿频、痛风、癌症、肝肾炎症、心血管疾病、高血压、高血脂、高血糖人群及产妇皆可食用海参。有感冒、气喘、腹泻、海鲜过敏、皮肤病、急性痢疾人群不宜食。

5. 海带

【性味归经】味咸，性寒。归肝、胃、肾经。

【功效主治】

消痰软坚——结核，瘿瘤。

利水退肿——水肿。

【食疗举例】皮肤湿毒瘙痒：海带、绿豆煮汤服。

【食用提示】海带含有碘、钙、硒等矿物质，可防治缺碘性甲状腺肿大；海带中富含甘露醇，有利尿消肿之效，有利于改善水肿、小便不利症状；海带含胶质与膳食纤维，能黏附放射性有害毒素，并有助于清肠排毒、降低血液中胆固醇；海带为碱性，能中和酸性物质，有利于维持酸碱平衡；海带所含岩藻多糖，能防止血液过度黏稠引起的血管堵塞、血压升高，有助于预防动脉粥样硬化。

海带与不同食材搭配有不同的功效：与虾搭配可软坚散结；与芝麻搭配有补肾、改善血液循环之效；与冬瓜搭配有降压、降脂、减肥、消肿之效；与白菜、菠菜、蘑菇、木耳、豆腐等食材搭配可促进其营养物质更好吸收。海带不宜与酸涩水果搭配，易导致肠胃不适；不宜与茶同食，影响铁的吸收；海带不宜与柿子搭配，易导致肠胃不适。

在选购时应选择外形完整、叶片厚实、色褐绿或土黄、有海鲜味、韧性好的海带。海带有利于有碘缺乏、夜盲症、癌症、心脑血管疾病人群食用。海带性寒，孕妇、哺乳期女性、脾胃虚弱者少食。

6. 紫菜

【性味归经】味咸，性寒。归肺、脾、膀胱经。

【功效主治】

利咽止咳——咽痛咳嗽。

养心除烦——烦躁失眠。

利水消肿——水肿。

解毒散结——瘿瘤，瘰疬，疮毒（外用煎汤）。

【食疗举例】瘿瘤，瘰疬：紫菜煎汤服。（《食疗宝典》）

【食用提示】紫菜与海带都含有大量的碘，可补充机体的碘含量，从而防治甲状腺肿大；紫菜含钙丰富可促进骨骼生长与发育，预防骨质疏松；紫菜含铁丰富可防治贫血；紫菜含有甘露醇物质可改善水肿、小便不利症状；紫菜中的多糖可增强机体抵抗力，有护肝之效；紫菜含胆碱（磷脂酰胆碱重要组成部分）可提升记忆力；紫菜中不饱和脂肪酸可有效降低血液中的胆固醇，防治心血管疾病；紫菜还含有大量胡萝卜素、维生素B_2。

紫菜与不同食物搭配可发挥不同功效：与海带搭配有降压、降脂、利水消肿之效；与蛤蜊搭配有降脂之效；和萝卜搭配有清肺止咳、利水消肿之效；与排骨相搭配有滋阴润燥之效。

食用前宜用水充分浸泡，去除表面残留，观察紫菜颜色是否正常。紫菜适合有水肿症状、缺碘性甲状腺肿、心血管疾病、肿瘤、淋巴结核的人群食用。脾虚胃寒、腹痛腹泻、对海鲜过敏者不宜食。

八、果品类

按照生物学特征、果实结构，果品可分为浆果、仁果、核果、坚果、草本果、柑橘类、荔枝类、小杂果类。按照性质区分，寒凉性果品有西瓜、火龙果、香蕉、菱角、雪梨、柿子、桑椹、草莓、柚子、哈密瓜、香瓜、牛油果、柑、橙子、马蹄、椰子肉等；温热性果品有榴莲、荔枝、龙眼、樱桃、红枣、木瓜、橘子、桃子、杨梅、石榴、红毛丹、柠檬、山楂、百香果、松子、瓜子、板栗、杏子、开心果等；平性果品有花生、西瓜子、李子、葡萄、菠萝、菠萝蜜、甘蔗、枇杷、苹果、葡萄、无花果、榛子、橄榄等。

新鲜水果的含水量丰富，富含多种维生素、葡萄糖、果糖、纤维素、矿物质，且含较少的蛋白质与脂肪；而坚果中含丰富的蛋白质、不饱和脂肪酸、维生素、膳食纤维。果品营养价值如下。

水分：新鲜水果含有大量水分，可以消暑解渴、补充体液。

碳水化合物：新鲜水果中的碳水化合物多以糖、淀粉形式存在，还有纤维素与果胶。仁果（山楂、梨、木瓜等）与浆果（葡萄、石榴、无花果）多为葡萄糖与果糖，核果（橄榄、桃子、李子、杏子、芒果等）与柑橘类多含蔗糖。苹果、香蕉含有淀粉，淀粉可分解为葡萄糖，因此储藏一定时间后食用会更甜。水果成熟前含有淀粉，成熟过程中逐渐转变为糖类。山楂的果胶含量最高，其次有苹果、香蕉、桃子、柿子、草莓等。水果含有的果胶物质属于可溶性膳食纤维，有助于促进肠胃蠕动，清肠通便，还可降低机体内胆固醇含量，软化血管，降低血脂、血糖浓度。莲子、芡实、银杏、板栗属于淀粉类坚果，葵花籽、松子、花生、腰果属于油脂类坚果。

蛋白质：椰子肉、牛油果、香蕉、蓝莓、樱桃、无花果、鳄梨、菠萝、油桃、龙眼、枸杞子、覆盆子等水果的蛋白质含量较多。南瓜子、西瓜子、榛子、花生、杏仁所含蛋白质含量可超过20%。

脂肪：葵花籽、腰果、松子、榛子等油脂类坚果的含量较高，以不饱和脂肪酸为主。

维生素：在猕猴桃、鲜枣、柑橘中含量相对较高，苹果、梨、杏等水果中较低。枇杷、芒果、杏子等红黄颜色水果含有的胡萝卜素较多。坚果维生素C含量较少，以B族维生素和维生素E为主。

📖 知识链接

水果中富含的维生素C有抗坏血酸、清除氧自由基、减少血管内胆固醇沉积、增加血管壁弹性的作用，可以防治缺铁性贫血，预防动脉粥样硬化，美容养颜，修复创伤。

矿物质：水果、坚果均含有丰富的矿物质，如磷、铁、钾、钠、钙等。在制作果干过程中，水果的水分、维生素C损失较多，矿物质与膳食纤维受影响较小，钾、铁含量仍较高。

有机酸：水果含有的苹果酸、柠檬酸、酒石酸、乙酸等有机酸赋予水果酸味口感。有机酸有缓解消化不良、食欲不振、口渴的作用，还能增强血管壁弹性，促进钙铁的吸收。

不同品质果品所含的有机酸种类与含量不同。柠檬、草莓、菠萝、石榴、柑橘类水果所含柠檬酸较多，苹果等仁果所含苹果酸较多。

生物活性成分：单宁、色素、淀粉酶、果胶酶、其他多酚类化合物等。坚果、红葡萄酒、茶叶、黑巧克力、未成熟果实的单宁含量较高，口感偏涩。多酚类物质具有促进胃肠消化、抗氧化、防止血栓形成、降低血脂、保护血管壁、防止动脉硬化、降血压、抑菌抗癌的作用。色素物质主要包括类胡萝卜素、叶绿素、花青素。

📖 知识链接

植物类食物包含黄酮化合物、多酚类化合物、有机硫化物、单萜类、类胡萝卜素，动物类食物包含泛醌Q、硫辛酸、γ-氨基丁酸、褪黑素，可在免疫调节、抗氧化、抗感染、降低胆固醇、抗癌等多方面发挥作用。

（一）鲜果类

1. 苹果

【性味归经】味甘、微酸，性微凉。归脾、肺经。

【功效主治】

生津止渴——口舌干燥。

润肺除烦——烦渴。

润肠止泻——腹泻。

解暑醒酒——醉酒。

【食疗举例】急性胃肠炎，苹果洗净切块，与蜂蜜一同拌匀，蒸热食用。

【食用提示】苹果含有多种矿物质，如磷、铁、锌、碘、钾，易被机体消化吸收，可补血、提神醒脑、增强记忆力、预防甲状腺肿大、利水消肿、降血压；苹果含有纤维素、果胶、有机酸，可增强食欲，促进胃肠消化，软化粪便，带走肠道内有害毒素，保持肠道清洁；苹果中的维生素C、果酸、纤维素可降低血液中胆固醇含量，预防胆结石发生。糖尿病不宜多食。睡前若吃苹果需要刷牙，因其含有发酵糖类易腐蚀牙齿、引发龋齿。苹果为酸性水果，不可与磺胺类药物、碳酸氢钠同食。

2. 梨

【性味归经】味甘、微酸，性凉。归肺、胃经。

【功效主治】

清热化痰——痰热咳喘。

生津润燥——消渴，燥咳。

【食疗举例】肺热咳嗽便秘，雪梨、萝卜、冰糖炖汤服用。

【食用提示】梨有清肺热、养阴止咳、化痰之效；梨富含维生素与糖类物质有保肝解酒之效；梨的果胶成分可吸附肠道中的有害毒素，清洁胃肠道，帮助消化、润肠通便。梨与姜汁、蜂蜜搭配有润肺生津、清热祛火之效；与冰糖搭配有止咳平喘、润肺解毒之效；与杏仁搭配有止咳平喘、祛热化痰之效。

梨适合于肺燥干咳、喉咙干涩疼痛、肺结核、肝硬化、肝炎、心脏病、高血压、嗜酒的人群食用。体质虚寒、胃寒腹泻、肺寒咳嗽、咳痰清稀量多、产妇等人群不宜生食。

3. 枇杷果

【性味归经】味甘、微酸，性凉。归肺、脾经。

【功效主治】

润肺止咳，降气平喘——肺燥干咳，肺热咳喘。

生津止渴——咽干，口渴。

降逆和胃——噎膈，嗳气。

【食疗举例】肺热咳嗽，桑白皮、枇杷叶煎汤饮用；肺燥干咳，枇杷果煮水，待温后加蜂蜜饮用。

【食用提示】枇杷中的苦杏仁苷有润肺平喘、清热化痰、抑癌抗癌之效，可治疗久咳痰多；枇杷中的有机酸可促进胃肠液的分泌，刺激胃肠蠕动，增强食欲，促进食物消化吸收；枇杷还能改善呕吐症状。枇杷的果酸可与钙结合沉淀，不宜与海鲜类及高蛋白食物同食。脾虚泄泻者不宜食用枇杷果。枇杷仁有毒不可生食。

4. 柠檬

【性味归经】味甘、酸，性凉。归胃、肺经。

【功效主治】

生津止渴——肺胃积热，津伤口渴。

开胃消食——食积不化，食欲不振。

【食疗举例】雀斑：柠檬4个去皮切片，苹果1个去心切片，放入米酒1瓶，浸3月以上饮用。(《台湾青草药》)

【食用提示】柠檬富含多种维生素，是美容养颜之极品，还能缓解孕妇呕吐症状，有安胎、止呕的作用；柠檬中的盐类主要为柠檬酸盐，可防治结石，减少血凝块，预防血栓与高血压；柠檬富含的植物酸有杀菌消毒的作用，可添加至日常菜肴中，在提香的同时除菌。柠檬不宜与山楂、牛蛙同食。胃溃疡、胃酸分泌过多、糖尿病人群慎食。

5. 芒果

【性味归经】味甘、酸，性微寒。归肺、胃经。

【功效主治】

生津止渴——口渴，咳嗽。

和胃止呕——呕逆，晕车。

【食用提示】芒果含有丰富的维生素 A、维生素 C，有明目、抗氧化、促进血液循环、降胆固醇、增强视力、防治夜盲症；芒果中的芒果苷有化痰、平喘、止咳之效；芒果还有促进胃肠消化、消食积、促排便、预防结肠癌的作用。芒果不宜与鸡蛋、鱼类等蛋白含量高的食物同食。对芒果过敏、皮肤病、肿瘤人群慎食。

6. 猕猴桃

【性味归经】味甘、酸，性寒。归脾、胃、膀胱经。

【功效主治】

清热生津——烦热，口渴。

消食通淋——食积，石淋。

【食疗举例】食积腹胀，消化不良，猕猴桃生吃或榨汁服用。

【食用提示】猕猴桃富含果胶，可减少血液中胆固醇含量，防治心血管疾病；猕猴桃维生素 C 含量丰富，有极强的抗氧化性，可清除体内的氧自由基，阻断亚硝酸胺的合成，起到防癌抑癌的作用；猕猴桃含膳食纤维，可刺激胃肠蠕动，促进食物消化吸收，通便排毒，预防肠癌；猕猴桃中含肌醇，可调节糖代谢，对糖尿病患者有益；猕猴桃还有美容养颜、缓解抑郁的作用。猕猴桃不宜与蟹同食。脾胃虚寒、腹泻、便溏、痛经、疟疾、猕猴桃过敏者不宜食用。

7. 柚子

【性味归经】味甘、酸，性寒。入肺、脾、胃经。

【功效主治】

开胃消食——食积不化，食欲不振。

解郁化痰——痰多咳嗽，情志抑郁。

生津止渴——肺热口渴。

解酒毒——醉酒。

【食疗举例】治疗咳喘，把柚子掰成小块，放入鸡肉肚内，炖煮或蒸熟食用。

【食用提示】柚子所含的柚皮苷与橙皮苷有杀菌、防感染的作用；柚子中的柚皮素可刺激胰岛素的分泌从而调节血糖水平，对糖尿病患者有益；柚子中含有矿物质钾有润肠通便、利水消肿之效；柚子所含的维生素P可促进皮肤愈合，有美容之效；柚子所含的维生素C与钙有防治中风、抑癌抗癌之效；柚子含有的叶酸可改善贫血、促进发育；柚子还能降低血液黏稠度，预防血栓形成；柚子加热煮烂与蜂蜜拌匀慢慢食用，可以化痰止咳，适宜慢性支气管炎、咽炎的人群食用；柚子皮化痰解郁作用强，皮切条晒干可煎泡饮水。柚子不宜与蟹共食。脾胃虚寒泄泻者少食。

8. 橙子

【性味归经】味酸，性微凉。入肺、脾、胃、肝经。

【功效主治】

生津止渴——烦渴。

疏肝行气——肝气郁滞。

散结通乳——乳房肿块，乳汁不通。

解酒——醉酒。

【食疗举例】去恶气，和盐蜜细细食之。(《食疗本草》)

【食用提示】橙子芳香开胃，营养价值高，含有丰富的维生素C、胡萝卜素、纤维素、钙、镁、锌等矿物质，可以调节人体的新陈代谢，改善血液循环，降低胆固醇浓度。橙子有开胃下气、化痰止咳、降逆止呕之功，日常生活中出现胸膈满闷、恶心欲吐的症状，可以通过食用适量橙子来缓解。橙子果肉亦能醒酒。橙子属于低嘌呤食物，并且富含的维生素C、钾，可促进尿酸溶解，痛风患者可以食用橙子。但橙子糖分含量高，糖尿病患者应少食。橙子的食用时间宜在饭后，因其中含有有机酸，空腹或者饭前食用会刺激胃黏膜引起胃脘不适，溃疡病患者尤其要注意。脾胃虚寒、糖尿病人群不宜食。

9. 柿子

【性味归经】鲜柿子，味甘、涩，性凉。柿饼，味甘，性微温。归心、肺、大肠经。

【功效主治】

清热润肺——肺燥咳嗽，痰黏难咳。

润肠通便——肠燥便秘。

降压——高血压。

【食疗举例】地方性甲状腺肿：未成熟的柿子捣取汁冲服。(《中草药学》)

【食用提示】柿子含碘可防治缺碘性甲状腺肿；柿子含有机酸和鞣质，有健脾开胃、增强食欲之效；柿子中的黄酮苷有软化血管、降压作用；柿子中的其他活性成分如单宁、甘露醇等，有润肺生津、利水消肿之效。柿子不宜与高蛋白海鲜、菠菜、红薯、奶类同食。

柿子适合肺燥久咳、大便干结、甲状腺肿大、高血压、冠心病、痔疮出血的人群食用。有脾胃虚寒、宫寒痛经、泄泻、便溏、产后、风寒感冒及糖尿病患者不宜食。

10. 椰子

【性味归经】椰子瓤，味甘，性平。椰子浆，味甘，性凉。归心、脾经。

【功效主治】

生津止渴——暑热多汗，津伤口渴。

利尿消肿——尿赤，小便不利，水肿。

【食疗举例】热病津伤，饮鲜椰子浆。(《食品的营养与食疗》)

【食用提示】椰子含丰富的营养物质如糖类、蛋白质、维生素、矿物质等，可提高机体的抵抗力；椰汁富含钾、镁等元素，可调节机体电解质平衡，有利水消肿之效；椰子果肉及汁水有美容养颜之效。椰子在夏季食用能清暑热、解渴生津、利小便。脾肾阳虚、胃寒者不宜生食；女性生理期、支气管炎、糖尿病人群不宜食。

11. 甘蔗

【性味归经】味甘，性寒。归肺、脾、胃经。

【功效主治】

清热止渴——肺胃阴虚所致干呕、呕吐、烦渴。

生津润燥——肺津不足所致燥咳、肠燥便秘。

【食疗举例】妊娠呕吐，甘蔗汁、生姜汁混合饮用。

【食用提示】甘蔗富含膳食纤维可刺激胃肠蠕动、促进食物消化、润肠通便；甘蔗含丰富维生素，有美容养颜、延缓衰老的作用；甘蔗的蔗糖含糖量较高，可为机体供能。甘蔗宜与牛奶、山药、高粱等搭配。脾胃虚寒、糖尿病人群慎食。

12. 香蕉

【性味归经】味甘，性寒。归脾、胃、大肠经。

【功效主治】

清热生津——津伤口渴，烦热，燥咳。

清肠通便——便秘，痔疮。

解郁解酒——酒后烦躁，情志抑郁或狂躁。

【食疗举例】咳嗽日久：香蕉 1～2 根，冰糖炖服，每日 1～2 次，连服数日。(《食物中药与便方》)

【食用提示】香蕉含有大量的果胶，有润肠通便、助消化之效；香蕉可增强胃壁对胃酸的抵抗力，促进胃黏膜壁细胞分裂与增殖，防治胃溃疡；香蕉中的蛋白质还有安神助眠之效。香蕉属于热带水果，不宜存放于冰箱，易发黑腐烂。由于香蕉富含糖类、钾、镁等成分，糖尿病患者、禁盐患者、慢性肾炎患者应谨慎食用或不食，当遵医嘱。脾胃虚寒、大便便溏者应少食。

13. 草莓

【性味归经】味甘、微酸，性凉。归脾、胃经。

【功效主治】

清热解暑——暑热心烦。

润肺生津——肺燥口渴。

健脾和胃——消化不良。

【食疗举例】咽喉肿痛，牙龈出血，新鲜草莓榨汁服用。

【食用提示】草莓含有丰富的维生素 C，抗坏血酸含量远高于苹果、葡萄，不宜加热食用；大量维生素 C 有助于调节体内新陈代谢，促进细胞组织生长，保护牙齿、骨骼、血管、肌肉的功能，增强抵抗力；草莓含有抗异体蛋白物质可以阻止癌细胞扩散，适合癌症患者调养食用；草莓中的果胶与纤维素可刺激胃肠蠕动，增强胃肠道对食物的消化吸收，促进排便；草莓还有美容养颜、改善贫血之效。阳气虚弱、脾胃虚寒、痰湿壅盛、尿路结石者少食。

14. 西瓜

【性味归经】味甘，性寒。归心、胃、膀胱经。

【功效主治】

清热除烦——暑热多汗，烦渴。

解暑生津——热盛津伤，口渴。

利尿——小便不利，尿赤。

【食疗举例】口疮：西瓜浆水徐徐饮之。（《丹溪心法》）

【食用提示】水分充足的西瓜是夏季解暑的必备之品，能快速补充机体水分，促进新陈代谢，起到清热解暑、补水利尿的作用；西瓜汁几乎含有机体所需的全部营养物质；西瓜含有蛋白酶可促进蛋白质分解与吸收，提高蛋白质利用率；西瓜皮含有维生素 C、葡萄酸、苹果酸等营养成分，可降压降脂、软化血管、抗坏血酸；西瓜汁所含糖类与盐可促进新陈代谢、清洁胃肠道、通便；西瓜制成的西瓜霜有利咽消肿的作用。孕妇、糖尿病患者慎食，感冒咳嗽、脾胃虚寒、便溏的人群不宜食。

15. 橘子

【性味归经】味甘、酸，性平。归肺、胃经。

【功效主治】

健脾开胃——食积，腹胀。

燥湿化痰——胸闷，咳痰。

生津止渴——烦渴。

开郁醒酒——醉酒。

【食疗举例】产后溺闭不通，橘红二钱为末，空心温酒下。（《随息居饮食谱》）

【食用提示】橘子含有丰富的维生素 C 与柠檬酸，有美容、延缓衰老之效；橘子所含酵素与食物纤维可降低脂肪含量，增强饱腹感，可用于减肥；橘肉表面的薄皮含膳食纤维与果胶，可清洁胃肠道，促进食物消化吸收，减少体内胆固醇含量；橘皮可软化血管，促进血液流通，降低血压，减少心血管疾病发生风险。橘子榨汁饮用还能预防癌变。阴虚燥咳、咯血者慎用，肠胃不适的人群不宜生食。

16. 菠萝

【性味归经】味甘、微酸，性平。归胃、肾经。

【功效主治】

消暑止泻——暑热头昏，心烦，伤食泄泻。

开胃生津——消化不良，口渴。

【食疗举例】糖尿病口渴，用菠萝榨汁，温凉水兑服。

【食用提示】菠萝含有菠萝蛋白酶可溶解血凝块，改善血液循环，预防血栓、炎症、水肿，适合高血压、动脉硬化的人群食用；菠萝含有蛋白质分解酵素，能对油腻食物的蛋白质进行分解与消化，有减肥、降脂之效。菠萝的酸涩味道可通过糖水或盐水浸泡去除。菠萝不宜与香蕉、牛奶、萝卜、蛋类同食。虚寒咳嗽、糖尿病、肾病、凝血障碍、溃疡等人群不宜食。

17. 葡萄

【性味归经】味甘、酸，性平。归肺、脾经。

【功效主治】

补益气血——心悸，失眠，病后体虚。

润肺生津——干咳，口渴。

利水通络——尿血，小便不利，高血压。

【食疗举例】高血压便秘：10颗去皮去籽的葡萄，1个香蕉切成段，与250毫升牛奶一同用破壁机打匀，饮用。

【食用提示】葡萄中含有生物活性成分白藜芦醇，可阻止癌细胞的产生与扩散、预防癌变；葡萄含有的多种果酸能开胃消食；葡萄中的黄酮类物质能清洁血管、减少血栓及斑块形成、降低血液中胆固醇含量、预防心血管疾病发生；葡萄籽具有极强的抗氧化作用，可参与体内氧化还原反应、清除自由基、延缓衰老；葡萄干是体虚贫血的食补佳品。葡萄不宜与海鲜类食物同食，不利于消化且影响营养物质的吸收；不宜与萝卜同食，可诱发甲状腺肿。糖尿病、脾胃虚寒、痛经、肺寒咳嗽的人群不宜食。

18. 桃

【性味归经】味甘，性温。归肺、大肠经。

【功效主治】

补气养血——月经不调，体弱乏力。

生津润肺——体虚咳喘。

润肠通便——肠燥便秘。

【食疗举例】虚劳喘咳：鲜桃3个削皮，加冰糖隔水炖烂，日服1次。(《药用果品》)

【食用提示】桃肉中富含铁，有参与血红蛋白合成、促进造血的作用；桃肉富含纤维素与有机酸，可刺激胃肠蠕动、促进食物消化吸收；桃含钾量多、含钠量少，可调节水盐代谢、利水通便；桃仁含苦杏仁酶与苦杏仁苷，有止咳、平喘、镇静、降压、抗炎之效；桃肉还含护肝利胆成分。桃适合脾虚、久病体弱、水肿、贫血、便秘、肺虚咳喘等人群食用。糖尿病患者、婴儿、内热较盛的人群不宜多食。

19. 杏

【性味归经】味甘、辛，性温。归肺、心经。

【功效主治】

润肺止咳——肺燥干咳。

润肠通便——肠燥便秘。

【食疗举例】肺燥干咳少痰，杏仁（去皮尖）15 克，枇杷叶煎水，与大米煮粥食用。

【食用提示】杏含有苹果酸、柠檬酸等成分，有生津止渴、开胃消食之效；杏含有维生素 B_{17}、苦杏仁苷、黄酮、儿茶酚等物质，有抗氧化、降血脂、镇咳平喘、抑癌防癌之效；杏中的维生素 A 能增强视力、改善夜盲症。

杏仁富含杏仁油，可增强胃肠蠕动力、降低胆固醇含量，有润肠通便、防治心血管疾病之效；杏仁含有丰富维生素 C 和多酚类成分，能降低人体胆固醇含量、预防心脏病等慢病的发生。

甜杏仁可直接食用，苦杏仁有毒不能生吃，需浸泡、煮沸加工，且不可过量煮食，防止食物中毒。杏子适合咳嗽、气喘、心脏病、大便干结的人群食用。阴虚内热、糖尿病、儿童少食。

20. 樱桃

【性味归经】味甘、酸，性温。归脾、肾经。

【功效主治】

健脾止泻——脾虚便溏，泄泻。

补肾祛湿——肾虚腰痛，风湿痹痛。

补中益气——体虚气弱。

【食疗举例】麻疹不透，樱桃汁煮热服用。

【食用提示】樱桃含铁量高，可改善缺铁性贫血；将樱桃榨汁后擦于皮肤表面，可祛斑变白、延缓衰老，还能预防感染；樱桃还能缓解烫伤导致的疼痛，避免伤口局部化脓起泡；樱桃核有清热解毒、预防麻疹之效。樱桃不宜与黄瓜、萝卜、杨梅同食。有热病、溃疡病、糖尿病、高钾血症者慎食。肾病患者少食。

21. 荔枝

【性味归经】味甘、酸，性温。归肝、脾经。

【功效主治】

健脾补虚——脾虚久泻，病后体虚。

理气和中——呃逆。

化瘀止血——外伤出血（荔枝干研末外敷），瘰疬溃烂（荔枝肉捣烂敷）。

理气散结——荔枝核。

【食疗举例】脾虚久泻：干果 7 枚，大枣 5 枚，水煎服。（《全国中草药汇编》）

【食用提示】荔枝含糖量高，可为机体提供能量、维持脑部生理功能；荔枝所含甘氨酸能改善睡眠不佳、记忆力低下、疲劳等症状；荔枝富含维生素 C 与铁，具有抗氧化与造血功能，可明显改善贫血、延缓衰老、美容润肤。荔枝适宜产妇、老人和血虚体寒、病后调养的人群食用；新鲜荔枝食用可润燥生津止渴，干品荔枝可煎水煮粥，用于病后调养，补益气血。阴虚火旺者、糖尿病患者、皮肤生疮者、胃热口苦者、痛风者不宜食。过量食用可产生"荔枝病"，表现为低血糖症状如头晕、恶心、心悸、乏力、出汗等，饮用荔枝壳煎的水或注射葡萄糖溶液可治疗。

22. 石榴

【性味归经】味酸、涩、甘，性温。归脾、肺经。

【功效主治】

涩肠止泻——久泻久痢。

敛肺止咳——久咳不愈。

收敛止血——便血，崩漏，鼻出血，牙齿出血（石榴皮煎水内服）。

【食疗举例】崩漏带下，用石榴皮煎水，加蜂蜜饮用。（《家庭食疗手册》）

【食用提示】石榴的维生素 C 含量高于苹果和梨，还有胡萝卜素、纤维素、钙、磷、铁、钾等成分，直接食用果肉或榨汁都有很高的营养价值；高血脂患者饮用石榴汁可有效预防心脏病；石榴含有多种生物活性成分如鞣质、生物碱等，具有杀菌消毒、驱虫杀虫之效；番石榴所含的黄酮类化合物具有抗氧化、抗自由基、降血脂、参与免疫调控等作用；虽然石榴含糖，但有临床研究表明糖尿病患者饮用石榴汁对血糖参数影响不大，并且能够影响机体抗氧化效应，缓解动脉粥样硬化；石榴籽油具有抗氧化、抗衰老、降血糖等作用。石榴能养阴生津，适宜秋燥时节食用。石榴花晒干研制成粉末状后敷于表面有止血之效，入水浸泡饮用有明目之效。

石榴不宜食用过多，其含有的有机酸会损害牙齿；过量食用还容易伤肺生痰，肺病患者不宜大量食用石榴。感冒、实热便秘、泌尿系统结石、消化道溃疡人群不宜食。

（二）干果类

1. 花生

【性味归经】味甘，性平。归脾、肺经。

【功效主治】

健脾开胃——脾胃虚弱。

润肺止咳——肺虚咳嗽。

养血通乳——乳汁不通。

【食疗举例】羊水过多，用红枣、花生、大蒜，加水炖熟，加红糖调味服用。(《福建药物志》)

【食用提示】花生中含木犀草素有降压之效；花生富含油脂，可润肺止咳、润肠通便，但在消化过程中会消耗大量胆汁，肝胆疾病患者应少食；花生所含儿茶素有抗氧化之效，可增强细胞活性、延缓衰老；花生含有的纤维物质进入机体后会吸附胃肠道有害毒素，可防治肠癌；花生含有的锌有促进发育、健脑益智作用；花生含有的亚油酸、维生素 E 有防治动脉硬化、降胆固醇、抗衰老的作用；花生衣有止血作用，血液黏稠、有血栓的人群不宜食用。糖尿病、肥胖、胆囊疾病人群不宜食用花生。霉变、发芽的花生不可食用。油炸、煎炒花生米一次食用不可过量，以防止"上火"。

2. 核桃

【性味归经】味甘、涩，性温。归肺、肾、大肠经。

【功效主治】

补肾补脑——肾虚久喘，遗尿遗精，失眠健忘。

补肺润肠——肠燥便秘。

纳气平喘——肾虚久喘。

【食疗举例】虚喘，可用核桃仁、人参煮汤食用。（《饮食治疗指南》）

【食用提示】核桃油脂丰富，所含脂肪多为不饱和脂肪酸，其中亚麻酸及 DHA 是大脑所必需的营养成分，还含有磷脂，有活跃大脑神经、改善记忆力的健脑益智作用；核桃含有丰富的维生素 E，具有抗氧化作用，可去除老年斑、美容养颜、延缓衰老；核桃中的褪黑素能改善睡眠障碍，有解乏安神之效；核桃还能润肠通便、保护血管。核桃仁薄皮营养物质丰富不宜丢弃。核桃不宜与酒、黄豆、鸡肉、荔枝等同食。阴虚火旺、痰热咳嗽者不宜食用。

3. 栗子

【性味归经】味甘、微咸，性平。归脾、肾经。

【功效主治】

健脾补肾——脾虚久泻，肾虚腰酸。

强筋壮骨——筋骨乏力。

活血止血——吐血、便血（生食或煎汤）；伤筋折骨，外伤出血（生栗研末，黄酒调糊外敷）。

【食疗举例】小儿脚弱，三岁不能走路，每天食用生栗子。（《食物本草》）

【食用提示】栗子富含淀粉、蛋白质、脂肪等营养成分，可补充机体所需的营养，增强抵抗力；栗子富含多种维生素、矿物质、不饱和脂肪酸，可强骨健齿、预防骨质疏松、调节机体脂质代谢、降低心脑血管疾病发生风险。过量食用栗子易加重胃的负担，肠内细菌发酵可引起胀气，淀粉含量多不易消化，因此脾胃虚弱的人群宜炖汤食用。不宜食用过多，大量生食不宜消化，大量熟食易致气滞。食积腹满者不宜食。

4. 南瓜子

【性味归经】味甘，性平。归大肠经。

【功效主治】

杀虫止痛——血吸虫、蛔虫、绦虫、蛲虫、钩虫病。

消肿——产后浮肿。

下乳——缺乳。

【食疗举例】产后四肢浮肿：南瓜子30克，炒熟，水煎服。

【食用提示】南瓜子有驱虫作用，且无毒性与副作用，可明显改善血吸虫病、钩虫病、蛔虫病患者的症状；南瓜子含有钙、锌，能促进机体骨骼和大脑生长发育，延缓衰老；南瓜子中的脂肪酸与植物活性成分可刺激前列腺激素分泌，减轻前列腺炎引起的局部肿胀；南瓜子中的泛酸还有护心降压之效。煮熟或炒熟的南瓜子无催乳效果，乳少的孕妈妈宜生食。南瓜子过量食用易致腹满胀痛；有肝炎、失眠、胃肠疾病的人群忌食，服用四环素类药物和红霉素类药物期间慎食。

九、调味品类

调味品来源不一，各有特点，其营养成分于下文分别说明。

（一）糖

1. 白糖

【性味归经】味甘，性平、偏寒。归脾、肺经。

【功效主治】

清热解毒疗疮——口腔溃疡，水火烫伤（外用）。

和中缓急——胃脘痛。

生津止渴——暑热伤津，咽干口渴。

润肺止咳——肺胃阴虚久咳。

【食疗举例】肺气虚，五脏亏虚：蜜和枣肉研丸，每食后含1丸。（《食疗本草》）补虚止咳：糖水冲鸡蛋。

【食用提示】白糖性偏寒，主要成分是蔗糖，有利水清热、和胃生津的作用，口干口疮、咽痛、燥咳、胃脘痛者皆宜食用；白糖外敷能促进伤口愈合；白糖可增强机体吸收钙的能力，维持能量供应，还有防治肝损伤、解毒的作用。白糖与不同食材搭配有不同功效：与山楂搭配有开胃、降脂之效；与葛粉搭配有生津止渴、除烦解酒之效；与栗子搭配有温补脾胃之效。

白糖入菜时可减少咸味、酸味，还能提鲜，但并非越多越好。过多食用对人体有害：消化道溃疡患者会因为消化糖分而增加胃酸，加重病情甚至引起肠穿孔；神经衰弱患者会更加缺乏B族维生素，从而导致神经系统受到严重干扰；糖尿病、高血脂、风湿病、肝炎、结石病患者可由于糖分增加过多而增加机体代谢负担，导致脂和糖代谢紊乱，诱发或加重病情；过多的糖可加快骨质疏松形成；小儿过食糖则伤脾胃、伤牙齿。

选购时应选择干燥、疏松、亮白、无异味的白糖，可放置在玻璃等容器中，避光通风保存。

2. 红糖

【性味归经】味甘，性温。归肝、脾、胃经。

【功效主治】

补脾益气——体虚，乏力，胃虚吐逆。

补血活血——血虚经少，产后恶露不绝，妇人血虚头晕。

【食疗举例】食韭口臭：砂糖解之。(《摘玄方》)

【食用提示】红糖性温，营养成分较白糖更高，含糖量较其他糖类低，是常见滋补佳品；红糖含有矿物质、维生素等成分，能够供能产热、促进血液循环，其中微量营养素能增加铁的摄入，发挥造血功能；红糖中的电解质成分可调节机体水盐代谢，维持内环境稳态。实验证明，其中的麦角新碱能够促进宫缩、调节体内微循环，长链脂肪醇能够调节血脂。

此外红糖作为非分蜜糖，能补充营养、保护细胞、调节血糖和胆固醇、调节免疫功能、抗癌细胞增殖、美容、延缓衰老。红糖与不同食材搭配有不同功效：与小米搭配有益气补血之效；与生姜搭配有清热驱寒、防治感冒之效；与黑豆搭配有补肝益肾、活血通络、护发美容之效。

选购时应选择干燥疏松、无异味、无杂质的红糖，放置罐中保存在阴凉通风处。红糖适合气血虚弱的人群食用，尤其是面黄少华、爪甲不荣、头晕眼花、头发干枯、肢体麻木、经少、痛经、产后乳少的女性。内热壅盛、痰湿肥胖、食积腹胀、有龋齿、糖尿病的人群不宜食用。

(二) 油

1. 芝麻油

【性味归经】味甘，性凉。归大肠经。

【功效主治】

润肠通便——肠燥便秘。

养血生肌——神经性皮炎。

补肾平肝——高血压，高血糖。

【食疗举例】初生婴儿大小便不通：香油 30 克，徐徐灌入口中，咽下即通。(《蔺氏经验方》)

【食用提示】芝麻油含有芝麻素，具有极强的抗氧化功能，可改善血液循环、防治心脑血管疾病、抗癌防癌；芝麻油中富含维生素 E，可提高细胞的生长活性，有延缓衰老、美容养颜之效；芝麻油所含脂肪多为不饱和脂肪酸，易被消化吸收，可加速脂类代谢、减少胆固醇沉积、有效防治动脉粥样硬化、保护血管；研究表明，当芝麻油代替花生油时，受试者的血压和胆固醇都显著下降，还能减少嗜烟嗜酒人群的器官损伤；芝麻油有保护神经细胞、预防肝功能障碍、润肠通便的效果。

选购芝麻油时，应选择色泽淡红、清晰透明、入水呈无色透明大油花状、无异味、无沉淀、剧烈晃动无泡沫的，放置罐中保存在阴凉通风处，不宜使用橡胶塞。芝麻油一次不宜食用太多。芝麻油适合心血管疾病、糖尿病、便秘、高血压、长期体力劳动、嗜烟酒的人群食用。有脾虚泄泻、便溏者不宜食用。

2. 花生油

【性味归经】味甘，性平。归肺、脾、大肠经。

【功效主治】

补虚养血——体弱，皮肤干燥。

润燥滑肠——便秘。

降血脂——血脂异常。

【食疗举例】蛔虫性肠梗阻：花生油 60 克，葱头 5 克，炖服。(《浙江药用植物志》)

【食疗提示】研究证实，花生油含锌量远超其他油类，食之有补锌之效；花生油中被称为"安全脂肪酸"的油酸能够转化人体多余热量，降低有害胆固醇，从而控制体重、减轻肥胖；花生油中还含有丰富的单不饱和脂肪酸、β-谷固醇和白藜芦醇，可以软化血管、防治血栓和动脉硬化；食用花生油还能改善记忆力、延缓脑功能衰退、防止皮肤干燥皲裂。花生油与蔬菜、肉类搭配，能健脾开胃、增强食欲、促进消化、滋养皮肤。

选购时宜选择色泽透明、颜色淡黄、无异味、无沉淀的花生油。花生油不宜长期大量食用，反复或高温加热还会妨碍营养物质吸收，产生有害物质，影响人体健康。

3. 菜籽油

【性味归经】味辛、甘，性平。归肺、胃经。

【功效主治】

润燥通肠——皮肤干燥瘙痒，便秘。

消肿——烫伤，肿毒（外用）。

【食疗举例】产后恶露不下，用油菜籽炒香，与等分肉桂研磨成粉，用醋炒为丸，黄酒送服。

【食用提示】菜籽油所含脂肪为不饱和脂肪酸，易于人体消化吸收，吸收率高达99%，可提高血管弹性、增强机体新陈代谢、延缓衰老；菜籽油中含菜籽的磷脂成分，可参与心脑血管发育过程、增强免疫力；菜籽油胆固醇含量极少，适合血脂异常的人群。菜籽油本身所含油脂丰富，有润肠通便、润泽肌肤之效；菜籽油有清肝利胆之效，肝胆疾病患者宜选择菜籽油炒菜；菜籽油亦有护眼之效。

选购时应选择颜色深黄、无异味、透明无杂质、冷冻不凝固的菜籽油，开封后易氧化，不宜长期保存。食用前应倒入热锅中烧一会儿，使菜籽油中的芥酸挥发掉，提升营养价值。但菜籽油所含必需氨基酸不多，食用时可与其他油类混合，补充所缺营养物质。

（三）醋

1. 白醋（米醋）

【性味归经】味酸、甘，性温。归肝、胃经。

【功效主治】

开胃消食——食欲不振。

软化血管——血脂异常，动脉硬化。

消瘀疗疮——外伤，痈疮（外用）。

【食疗举例】牙疼，用陈醋、花椒煎水含漱。（《全国中草药新医疗法展览会资料选编》）

【食用提示】醋的功效诸多，作为调料可以去除腥味、减轻牛羊肉的膻气、解油腻、增香味、催熟食物；作为食疗食材可以调节酸碱平衡、降血压、降胆固醇、促进消化和代谢、促进血液循环、防治肝病、利尿、通便；作为药材内服可以矫正气味、减毒增效；外用可以消肿止痒、润泽肌肤、缓解疲劳、治疗脚气。实验研究及调查表明，食醋的杀菌作用和其中特殊的酶能够破坏癌细胞的生长条件，抑制黄曲霉素等有害物质的致癌作用。消化系统疾病者应慎用，避免胃黏膜受刺激而加重病情。

2. 果醋

【性味归经】味酸、甘，性温。归肝、胃经。

【功效主治】

开胃消食——食欲不佳。

解酒醒神——醉酒乏力。

养颜美容——皮肤蜡黄。

【食用提示】果醋的主要成分是醋酸和有机酸。醋酸能促进糖和脂肪充分转化为能量，加快代谢，防止体内脂肪堆积；果醋可以软化血管、降低血液中的胆固醇含量。果醋还能在一定程度上维持体内酸碱平衡，增强免疫力。不同品种的果醋还有不同的功效，如苹果醋、柿子醋可以降三高、软化血管；山楂醋可以消食化积、益智醒脑；红枣醋能补益气血；桑椹醋能乌发补肾；玫瑰花醋可以疏肝解郁；洋槐花醋能疏肝保肝。

饮用果醋时要注意以下几点：一是不能过量饮用；二是尽量不要空腹喝，以免伤害肠胃；三是胃溃疡、胃酸过多、糖尿病患者不宜多喝；四是对水果过敏的人要避开相应的水果醋。

（四）酒

1. 白酒

【性味归经】味甘、苦、辛，性温。归心、肝、肺、胃经。

【功效主治】

活血通经——心痛胸痹，筋骨疼痛，痛经闭经。

温阳祛寒——寒饮咳喘，胃寒腹痛。

祛风止痒——妇人遍身风疮。

【食疗举例】去腥：鱼虾腥味重时，可添加少许酒清洗。

【食用提示】古今中外，酒都有着不少的受众人群。饮酒可以发泄情绪，无论是高兴还是哀愁，适量饮酒有益于身心健康，滥饮则伤身。饮酒脸红的人是因为乙醛脱氢酶缺乏或基因突变，机体无法有效降解乙醛，从而对机体产生危害，因此这类人群不宜饮酒。适量饮酒既可以促进血液循环、扩张血管、预防冠心病、延缓衰老，又可增加胃液分泌、促进消化吸收，但长期过量饮酒则会损伤脑细胞和肝细胞，甚至诱发脑萎缩、脑痴呆、脂肪肝、肝硬化等疾病。研究表明，饮酒和食管癌、喉癌等癌症有直接关系。"酒为百药之长"，中医炮制酒常作药引，主行药势，并能活血通络、增强药效。阴虚、津伤、失血、温热病者不宜服。

2. 黄酒

【性味归经】性温，味苦、辛。归肝、胆经。

【功效主治】

舒筋活血——跌打损伤。

温经散寒——关节冷痛。

【食疗举例】将葱白、淡豆豉、生姜加水 500 克，煎沸再加黄酒煎煮，用于风寒感冒。(《孟诜方》)

【食用提示】黄酒含有丰富的氨基酸且易于消化，使黄酒成为具有高营养价值的低酒精饮品。适量饮用黄酒能促进血液循环，加快新陈代谢；黄酒中含有各种 B 族维生素、烟酸、维生素 E 等物质，能美容、抗衰老；黄酒中含锌，能增强食欲；黄酒能祛风活血，祛邪除秽，产后饮用有利于恶露排出，促进子宫收缩；黄酒中含有多种微量元素，能防止血压升高和血栓形成，适量饮用，能一定程度预防心血管疾病，保护心脏。

3. 红酒

【性味归经】性平，味甘、酸。归肺、脾、肾经。

【功效主治】

调节精神——缓解疲劳、紧张的情绪。

活血祛瘀——跌打损伤。

美容养颜——色素沉着，肤色暗沉。

【食疗举例】将洋葱切细后加入红酒中，密封好放置 5～8 天后用滤网分离红酒和洋葱，得到的洋葱红酒具有抗癌、抗衰老、活血化瘀的作用。(《红酒养生》)

【食用提示】红酒中含有多酚类物质，具有很强的抗氧化作用，能保护心脏血管、预防癌症及抗衰老；红酒含白藜芦醇，可以预防肿瘤类疾病，同时也能降低血小板聚集，能预防心脑血管疾病，提高抗癌酶活性，减少癌细胞数量与转移；适量饮用红酒能预防视网膜黄斑变性，防治视力减退或者失明；红酒能阻止动脉粥样硬化，扩张血管，防治脑卒中及心血管疾病。饮用红酒后，勿用镇静、安眠、抗过敏、降压等作用的药物；孕妇不宜饮用，以免影响胎儿发育；肝炎及酒精过敏者不宜饮用；饮酒后不宜立刻卧床或洗热水澡。应注意的是，喝红酒后饮用红茶，会增强机体兴奋性，刺激心脏而加重心脏负担。

4. 糯米酒（醪糟）

【性味归经】性温，味甘。归脾、胃经。

【功效主治】

舒筋活络——筋骨疼痛，跌打损伤。

补中益气——脾胃不和。

【食疗举例】将糯米酒加入锅中煮热，打入一个荷包蛋，煮熟后可有健胃、润肺、活血、壮体等功效。

【食用提示】糯米酒富含碳水化合物及糖类，食用后容易产生饱腹感，食用过多易引起腹胀、腹痛等症状，故不宜多食；糯米酒的主要成分为糯米，而糯米腻，不易消化。对冠心病患者而言，不宜食用难消化的食物，因为食用后会间接地引起心肌耗血耗氧量加剧，对病情不利；糯米酒含少量的酒精成分，过多地食用，会扩充血管，加速心跳；对失眠者来说，由于其自主神经功能失调，使得神经功能亢进，心跳同样会加快，过多地食用此食物，严重者会出现心律不齐。

（五）酱油

【性味归经】味咸，性寒。归肾、胃、脾经。

【功效主治】

除热解毒——暑热烦渴，疔疮、烫伤、蜂虫伤（外用）。

除烦开胃——烦热呕吐，食欲不振。

【食疗举例】小儿不长头发，鲫鱼烧末，用酱汁调和外敷。（《备急千金要方》）

【食用提示】酱油有杀菌、降血压、降胆固醇、促消化、抗氧化、抗过敏、抗肿瘤等作用。酱油中的大豆多肽能够调节脂质、降低胆固醇、调节血压，还能刺激消化液分泌、增强机体对蛋白质的吸收度；酱油中的大豆异黄酮有抗氧化作用，不仅可以调节脂质代谢，还能清除氧自由基、延缓衰老、保护血管。

选购时宜选色泽红褐或棕褐、浓度高、黏性好、无异味的酱油，酿造酱油比配制酱油好，可根据配料成分区分。酱油有生抽与老抽，生抽颜色较淡，主提鲜，老抽加入了焦糖，颜色较深，主提色，不宜加热过久，最好出锅使用，可以最大保留氨基酸等营养成分。酱油不宜过多食用，过量食用易生痰动气，有胃肠道疾病、血管疾病人群在服药期间少食。

（六）盐

【性味归经】性寒，味咸。归肺、胃经。

【功效主治】

涌吐消痰——痰涎壅盛，食物中毒。

凉血清火——烧烫伤，牙龈出血。

软坚解毒——皮肤红肿瘙痒。

【食疗举例】习惯性便秘，早晚空腹服用适量淡盐水。（《中医食疗》）

【食用提示】食盐中含有氯化钠，能影响血浆渗透压和酸碱平衡，因此盐能影响血压和机体酸碱平衡的改变；食盐过多易感冒，这是由于钠离子能抑制呼吸道细胞活性，使细胞免疫能力下降；食盐过多会造成高渗透压，损伤胃黏膜，使胃炎、胃癌的发病率增加；食盐会刺激淀粉酶活性，加快淀粉消化，从而造成血糖升高；钠盐会促进钙的排泄，刺激甲状腺素的分泌，引起骨质疏松；哮喘患者摄入过量钠盐会诱发支气管哮喘。盐有固齿的作用，能缓解齿痛和牙龈出血的症状；盐有一定的解毒作用，误食有毒食物时可适量喝一些淡盐水解毒，催吐。

第二节　食材配伍禁忌

从人们在实践中对食性的认识开始，饮食养生与中医理论相结合。随着社会的发展和朝代的更迭，在民族融合的不断冲击下，饮食结构和烹饪方法不断调整，形成了涵盖饮食宜忌和食养方法等多方面的食养理论。杨上善《黄帝内经太素》言："空腹食之为食物，患者食之为药物。"反映出"药食同源"的思想。《素问·五常政大论》中也有"大毒治病，十去其六；常毒治病，十去其七；小毒治病，十去其八；无毒治病，十去其九。谷肉果菜，食养尽之"的食疗思想。药物的"毒性"是指药物和食物在性味方面有偏颇特性，这也是发挥治疗作用的根本所在。食材配伍禁忌的原理可从食物性味的角度认识，脏腑气血阴阳偏盛偏衰则引起疾病的发生。古代养生学主张饮食五味配合，用食物之偏调理身体之偏。食物性味过烈者合而食之，反而为害。如猪肉与胡荽、羊肝与生椒等不宜合食。另一些食物则属于性味相反，合食可能导致中毒或者其他明显不良反应，如糖、蜜与生葱、蒜，枣与生葱等。食疗禁忌的具体内涵在选材、配伍、烹调、食用等多个方面都有体现。医圣张仲景指出："所食之味，有与病相宜，有与身为害，若得宜则益体，害则成疾。"

食忌是食疗的基本环节，食材配伍禁忌受生理、病理、时令、地域及食物储藏与烹调方式等的制约，应根据个人的体质、疾病状况、年龄等情况及所处季节、地域等环境因素进行综合评价。针对不同体质或身患某些病症的特殊人群，不同的食材之间也存在搭配禁忌。食疗必须考虑单次食用量、食品的温度、进食的次序、进食方法及食用禁忌，恰当的忌口可增强食疗的效果，而过度忌口反而影响疗效。《黄帝内经》提出"谨和五味""气味合而服之"等观点，主张在食材的全面合理搭配的前提下，从临床出发，重视食材和药物之间的搭配禁忌。平衡饮食的优点在于既考虑了食物间可能存在的制约，又顾及脾胃的承受能力，这也符合营养学的观点。需要注意的是，暴饮暴食、猎取珍奇等行为与中医学的"杂食"观是背道而驰的，由此可导致疾病的发生。比如过量食用酸湿与甜腻的食物易化生积滞；甘味与辛味食物易导致腹胀等。长期食用同一种本身无毒的食物，会出现食物的寒热、五味属性太过，损伤人的脏腑及功能。

食材配伍禁忌是食疗成败的关键。从食用者的体质、进食形式、食物的食性、进食时间、食用量及持续时间等方面可以从整体上判断某种食物或某几种食物合食是否符合食疗的原则。比如肉类和浓茶不能同食，肉类含大量的蛋白质，浓茶中含有大量的鞣酸，两者同用时会产生能减缓胃肠道蠕动的鞣酸蛋白，从而造成便秘。

总体来看食材配伍禁忌主要包括以下几点：①根据食物的寒凉属性合理搭配。如四川人喜食辛辣火锅，此进食方式易造成热性太过，可配合服用低浓度的凉茶或金银花等清热解毒的饮品，有助于调和寒热。②注意节制极寒极热食物的食用量及食用时间。如应少食、短时间食用花椒、辣椒、葱、姜、蒜、白酒等极热的食物，以免生热助火。③不宜合食过多同性味食物。如进食味甘之酒品时，不食或少食味甘之食物。

一、药食同源食材配伍禁忌

《中药学》记载有"十八反""十九畏"，指某些中药不可同时服用，以防出现不良反应。其中与"十八反""十九畏"中药相关的甘草（药食同源可用种类）、丁香（药食同源可用种类）、肉桂（药食同源可用种类）、人参（保健食品）、党参（保健食品）、海藻糖（普通食品）属于卫健委"药食同源物品、可用于保健食品的物品"等食品目录内容。丁香（干燥花蕾）不宜与郁金（干燥块根，非花蕾）同用，肉桂（干燥树皮）不宜与赤石脂同用，党参不宜与藜芦同用。以下分述部分与常用食物联系较为密切的配伍禁忌。

1. 甘草不宜与海藻同用

甘草味甘，性平，归心、肺、脾、胃经，可补脾益气，调和诸药。海藻味苦、咸，性寒，归胃、肝、肾经，可消痰、软坚、散结。研究发现，海藻与甘草同用并没有新物质生成，但海藻与甘草同用会对人体产生毒性和副作用。单独的海藻与甘草配伍会增加甘草次酸在肾脏组织的积蓄，影响肾脏的正常生理功能，造成醛固酮 - 皮质醇系统紊乱。另有实验表明，海藻和甘草配伍具有明显的体外心、肝、肾细胞毒性。海藻糖由天然海藻提炼，含有大量可以软化血管、降血压的维生素 B_2、不饱和脂肪酸等物质，甘草与海藻配伍会影响甘草酸和海藻多糖的变化，可能因此降低物品的疗效。因此在服用一些含有甘草成分的食物或者中药时应避免食用海藻。

2. 丁香不宜与郁金同用

《中华本草》记载丁香性温，主要有温中降逆的作用；郁金性寒，也具有较强的温中降逆的作用。考虑到二者药性峻猛而药性相反，同用可能伤人。然而在临床上二者又非绝对不能同用。现代药理研究表明，丁香、郁金同用之后可能会降低药效，但在毒理方面未见相关严重毒性反应。

3. 肉桂不宜与赤石脂同用

肉桂味甘、辛，性大热，归心、脾、肾、肝经，有散寒止痛的作用。赤石脂味甘、涩，性温，归胃、大肠经，可涩肠止泻。现代研究表明，肉桂含 1% ~ 2% 的挥发油，其中所含的桂皮醛是肉桂发挥镇痛、解热等作用的有效成分。赤石脂的主要有效成分是含水硅酸铝，具收涩、止血的作用。肉桂、赤石脂两味中药均无毒性作用，二者同用时也并无毒理作用及相关不良反应，但实验研究结果表明二者同用可降低肉桂药效。故肉桂与赤石脂并非绝对禁忌同用，但在使用上理应注意避免同用。

二、食物配伍禁忌

我们日常生活中食物品类多样，其中有一些食物不宜同用，因其相互作用可产生有毒物质，或是相互作用后破坏二者原本的营养价值，或是性味相反可导致人体肠胃不耐受，或是性味相同而峻烈，以致破坏人体阴阳平衡的状态而发病。食物搭配有其法度，应考虑各物的性味、功效及食用者的体质、疾患，并结合民间经验来搭配使用。尤其是葱、薤、韭、蒜、生椒等辛香物，其性辛温或辛热，均易生热动风、发痼疾，生用时性更烈，与它物合食，最需慎用。但若仅取微量做调味，危害不大。古籍记载中关于食材禁忌配伍较多，例如在中医经典《金匮要略》记载有"羊肉不可共生鱼酪食之，害人""兔肉着干姜食之，成霍乱""雀肉不可合李子食之""鱼不可合鸡肉食之""龟鳖肉不可合苋菜食之""果子落地经宿，虫蚁食之者，人大忌食之""羊肝共牛椒食之，破人五脏""牛蒽不可共蜜食之，杀人。独颗蒜弥忌""枣和生葱食之，令人病""生葱和雄鸡、雉、白犬肉食之，令人七窍经年流血""薤不可共牛肉作羹，食之成瘕病，韭亦然""芥菜不可共兔肉食之，成恶邪病"等。随着时代的发展和医学的进步，部分相关实验研究表明，很多饮食禁忌并非绝对的，以下选取常用食材及配伍做简要说明。

（一）肉食类食用注意

1. 蟹肉、柿子不宜同食

柿子的营养丰富，包括丰富的维生素、促进消化的有机酸和有益健康的植物活性物质等。蟹肉含有丰富的蛋白质、维生素和矿物质。《本经逢原》指出："凡物之赤者皆热，唯蟹与柿性寒，所以二物不宜同食。"二者不宜合食的原因不只在于其性同寒，也因为柿子和蟹肉均颜色赤却性寒，逆于常理。"柿与蟹同食，令人泄泻发柠瘦。"柿子特别是未成熟的柿子中含有大量的鞣酸，影响消化道中的消化酶，降低胃的消化功能。另外蟹肉富含蛋白质，容易和鞣酸结合形成鞣酸蛋白，从而导致上腹部胀满感、恶心、呕吐等症状，严重者可呕血，即柿胃石。过量食用螃蟹和未成熟的柿子会导致柿胃石。在不空腹的情况下，如果食用的是熟柿子，对螃蟹又不过敏，那么二者是可以一起吃的，但不可过量。

2. 兔肉、干姜不宜同食

《医宗金鉴》认为："兔肉酸寒，阴性也；干姜辛热，阳性也。性味相反，同食者必成霍乱。"兔肉性寒、味酸，干姜性温、味辛，二者性味相反，一寒一温，酸收配辛散，同食可能会导致肠胃不耐受，从而导致上吐下泻的急性胃肠炎症状。故在烹调兔肉时不宜用干姜。

3. 鸡肉、兔肉不宜同食

《饮膳正要》记载有"鸡肉不可与兔肉同食，令人泄泻"。鸡肉性温，功用在温中补虚；兔肉性寒，有凉血解热之用。若二者同用则性质相反，冷热混杂，可能引起腹泻，故不宜同用。从现代医学的角度来看，鸡肉和兔肉在烹饪过程中会发生化学反应，可能会产生一些刺激胃肠道的成分引起胃肠道的应激反应，导致腹泻等症状。偶尔吃或少吃无妨，忌久用、大量食用。

4. 牛肉、韭菜、薤（野蒜）不宜同食

从中医四气五味角度来看，牛肉甘温，韭薤辛温，若二者同用，体虚者容易生热动风，体壮者又温热太过，均不适宜。从现代医学、药理学、毒理学、营养学等角度来看又并无禁忌之处。故结合多个方面考虑，二者并非绝对不能同用，但应尽量少食，避免久食。

5. 羊肉、醋不宜同食

羊肉味甘，性温热，归胃、脾、肾经，具有益气壮阳、温中补肾的功效，属于食疗常用的食材。醋性温，作为烹饪常用的调味品之一，常与寒性食物搭配。《名医别录》记载醋的作用有"消食开胃，散瘀血，收敛止泻，解毒"。《本草纲目》有言："羊肉同醋食伤人心。"羊肉和醋大量同用温燥易动血，故二者不宜合用。但在烹饪或食用羊肉时加入少量的醋有去除膻味、改善口感的作用。故二者并无绝对禁忌，在烹饪羊肉时可加少量醋同用，不宜过量。

6. 鳖肉、苋菜不宜同食

鳖肉有补肝益肾、镇静、散结的作用，《名医别录》中记载"滋补肝肾、凉血"。苋菜具有清热解毒、通利二便的功效，《本草纲目》记载"味甘，性冷利，令人冷中损腹"。《金匮要略》讲："鳖肉不可合苋菜食之。"由于鳖肉和苋菜都性质寒凉，二者同食消耗脾胃阳气，难以消化，加重胃肠负担。清代医家吴谦注述有："龟鳖皆与苋菜相反，若合食，必成鳖瘕。"鳖瘕即"痞块"，与现代医学"肝脾大"等疾病相关。鳖肉和苋菜

同食，脾胃受寒则运化受阻，气滞血瘀，肝脾功能受到制约，肝失疏泄，气血阻于中焦，则易形成痞块。

（二）非肉类食材食用注意

1. 萝卜和橘子不宜同用

科学研究表明，萝卜等十字花科蔬菜进入人体后可迅速产生一种硫酸盐，并很快代谢产生一种名为硫氰酸的物质，可抵抗甲状腺的作用，摄入量越多则硫氰酸含量越高。橘子、葡萄等含有大量色素的水果，其中的黄酮类化合物物质在肠道被细菌分解，转化成羟苯甲酸及阿魏酸，可加强硫氰酸对甲状腺的抑制作用，从而诱发甲状腺肿。所以在食用萝卜后不宜马上食用橘子，应至少过 2 小时，待萝卜消化完再食用橘子，尤其是在甲状腺肿流行地区或正患有甲状腺肿的人。

2. 豆腐和蜂蜜不宜同用

豆腐味甘性凉，归脾、胃、大肠经。关于豆腐的功用，《医林纂要探源》记载："清肺热，止咳，消痰。"蜂蜜味甘，性平，归脾、肺、小肠经，善于调补脾胃。豆腐性凉，蜂蜜滑利，二者同用易造成腹泻。从营养学角度来看，豆腐中富含蛋白质及人体必需的微量元素，蜂蜜的主要成分是葡萄糖和果糖。二者并不冲突，在食用时应注意少食，不要久食。

3. 鸭蛋和李子、鳖甲不宜同用

鸭蛋性甘味凉，归心、肺、肾经，具有滋阴清肺的作用。《食性本草》记载："生疮毒者食之，令恶肉突出。"陶弘景言："鸭卵不可合鳖肉、李子食。"鳖肉性凉，鸭蛋和鳖肉大量同食会导致腹痛等胃肠道反应。鸭蛋和李子不宜同用，同用可发生中毒反应。鸭蛋滞气效果强于鸡蛋，多食则发冷气，令人气短

背闷；李子性平味酸、甘，可生津止渴，多食则易伤脾胃而生痰，也易引起虚热，故李子也不宜多食。

4. 茯苓和醋不宜同用

茯苓味甘、淡，性平，归心、肺、脾、肾经，具有健脾渗湿的功效。《饮膳正要》记载："有茯苓勿食醋。"茯苓的有效成分是茯苓聚糖，醋味酸温，含多种有机酸。茯苓和醋同用时，食醋中的有机酸会削弱茯苓的药效。不仅是醋，食用茯苓时应避免与酸性食物同用。

5. 酒和茶不宜同用

酒精可刺激交感神经，引起兴奋。李时珍的《本草纲目》中也记载了酒后饮茶的危害："酒性纯阳，其味辛甘，升阳发散，其气燥热，盛湿祛寒。酒后饮茶伤肾脏，腰脚坠重，膀胱冷痛，兼患痰饮水肿、消渴挛痛之疾。"从现代医学角度来看，酒精进入人体后在消化道黏膜和肝脏的作用下代谢成乙醛，进而转化为乙酸，为人体供能。酒后立即饮茶，此时酒精的中间代谢产物乙醛还未完全分解。茶中的茶碱有利尿作用，乙醛在茶碱的作用下可进入肾脏，而乙醛是一种有毒物质，极易损伤肾脏，可导致尿频等症。另一方面来看，酒与茶都会刺激心脏，二者同饮会加重心脏的负担，所以酒后饮茶对心脏功能不好的人更不合适。

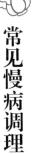

第三章

常见慢病调理

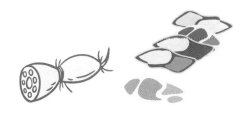

第一节　高血压

一、基本概念

高血压，是一种以体循环动脉压升高为主要特征，常伴有心、脑、肾等器官的器质性或功能性改变的临床综合征。主要表现为血压升高伴有头晕胀痛、头重脚轻、颈项僵痛、心悸、胸闷、失眠、健忘、耳鸣、情绪不稳、乏力、肢体麻木等症状。诊断标准：在未使用降压药的情况下，3次及以上非同日测量血压，血压值均高于正常值［收缩压 ≥ 140mmHg 和（或）舒张压 ≥ 90mmHg］。高血压人群中原发性高血压占绝大多数，其病因病机不明确，多与环境因素、遗传因素有关。继发性高血压患病人数相对较少，主要由肾脏疾病、内分泌疾病、心血管疾病等确切因素导致，血压增高作为此类明确病因的临床表现之一。各类因素综合作用导致血管压力过大，血管壁压力增加，弹性变差，脆性大，容易发生斑块堵塞、粥样硬化，甚至血管破裂，从而引发一系列疾病。严重的高血压病可并发脑卒中、心衰、心绞痛、冠心病、心房颤动、糖尿病、肾病、眼病等多系统疾病，致病风险高。

据文献报道，我国居民的高血压患病率逐年升高，并出现
年轻化趋势，现已有超过 2 亿人患病。我国 2012 年至 2015 年
的高血压调查研究表明，18 ～ 24 岁青年的患病率约 40%，喝
酒、吸烟、缺乏运动、肥胖、情绪不稳、熬夜等都是可能导致
高血压的危险因素。

高血压可防可控，是需要长期管理的慢性疾病。高血压患
者应规律服用降压药，遵医嘱调节用药种类及用量，血压得到
一定控制后擅自停药是危险而不科学的行为。通过合理用药、
调节情绪、运动锻炼、调节饮食习惯（进食规律，营养均衡，
限盐戒烟限酒，不喝浓茶）来预防控高血压非常重要。适当饮
用低浓度茶叶水有助于改善病情。

■ 知识链接

茶叶所含茶多酚有助于防治心脑血管疾病，茶氨酸有
助于降血压，但浓茶中含量较高的咖啡因可使中枢神经系
统兴奋，进而可以导致心跳加快、血压升高、夜尿增多甚
至失眠的症状。

应坚持每周 3 ～ 5 次的室外活动，每次 45 分钟左右，运
动方式不宜过度强烈，运动量以微汗为宜，稳定体重，保持体
质指数（BMI）在 18.5 ～ 24.9〔BMI= 体重（kg）/ 身高（m）^{2}〕。

■ 知识链接

抑郁或焦虑情绪可使交感神经兴奋，机体内去甲肾上
腺素释放增多，导致血压升高、心跳加速。

高盐、低钾、低钙、高蛋白和高饱和脂肪酸饮食，以及过量饮酒均会增加患高血压的风险。合理膳食、限制钠盐和脂肪的摄入需要所有高血压患者落实到日常生活中，即使已经接受药物治疗者亦不容松懈。

二、辨证思维

中医学理论中没有"高血压"的概念，原发性高血压可归类于"头痛""眩晕"范畴，基本特征为头晕、头目胀痛、头重脚轻、心悸失眠、耳鸣、健忘、肢体浮肿等。高血压的病因病机演变如图 3-1 所示。

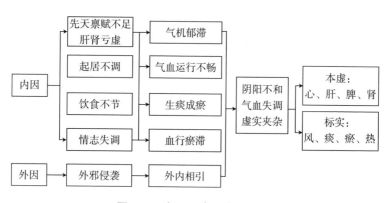

图 3-1 高血压病因病机演变

主要由于先天禀赋不足、起居不调、饮食不节、情绪不稳等因素导致脏腑阴阳不和、气机升降失调，阳气亢盛或风火相煽，血压升高。基本病机为本虚标实，上实下虚。参考《中药新药临床研究指导原则》《高血压中医诊疗指南》《高血压中医诊疗专家共识》等文献研究报道，原发性高血压病的中医辨证主要分为肝火上炎证、阴虚阳亢证、痰湿壅盛证、湿热内蕴证、瘀血阻络证、阴阳两虚证。其中肝火上炎证、阴虚阳亢证最为多见。

肝火上炎证：头胀痛，面红目赤，耳鸣声高，暴发耳聋，口干口苦，胸闷烦躁，胁肋乳房胀痛，入睡困难，舌边红，苔黄，脉弦数。

阴虚阳亢证：头胀眩晕，头重脚轻，视物昏花，步态不稳，颧红口干，手足心热，潮热盗汗，失眠多梦，舌红少津，苔少或薄黄，脉弦细数或脉长过寸口。

痰湿壅盛证：头重，眩晕，身体困重，食少乏力，多寐，食欲不振，恶心欲吐，胸闷脘痞，形体肥胖，苔白腻，脉滑。

湿热内蕴证：头晕，头面油腻，肢体困倦，急躁，易怒，口苦，胸闷，恶心，脘腹胀满，大便黏腻不爽，或有肛门灼热，小便黄，气味重，舌红，苔黄腻，脉滑数。

瘀血阻络证：头痛如刺，痛处固定，胸闷，心慌，手足麻木，夜间加重，舌质暗，或有瘀斑，舌下脉络紫暗粗胀，脉弦涩。

阴阳两虚证：头晕，眼花，步态不稳，心慌，耳鸣，健忘，乏力，腰膝酸软，夜尿多，遗精滑精，阳痿，舌色淡，脉沉细。

三、饮食注意

可选取以下食材合理搭配一日三餐：①粮食类：糙米、全麦、荞麦、燕麦、小米、玉米、黑米、红米、黑米、薏苡仁、黄豆、绿豆、红豆、青豆、黑豆、红薯、山药、马铃薯；②肉蛋类：猪瘦肉、鸭肉、牛肉、鹅肉、鹌鹑、鸡蛋、鸭蛋；③豆制品：豆腐、豆皮、豆浆；④奶类：酸奶、脱脂牛奶；⑤鱼类：带鱼、黄鳝、黄花鱼、鲤鱼、鲫鱼、草鱼、黑鱼、鲢鱼、鲍鱼、武昌鱼、金枪鱼、三文鱼、甲鱼、海带、紫菜、淡菜、牡蛎、海蜇皮、海参；⑥蔬菜类：西红柿、白菜、空心菜、卷心菜、菠菜、芹菜、荠菜、茼蒿菜、苋菜、油菜、黄花菜、荠菜、马齿苋、苦瓜、黄瓜、丝瓜、冬瓜、茄子、莴笋、胡萝卜、白萝卜、莲藕、竹笋；⑦蕈类：香菇、蘑菇、金针菇、银耳、木耳；⑧果品类：苹果、香蕉、梨、猕猴桃、葡萄、橙子、橘子、柚子、芒果、柿子、草莓、菠萝、荸荠、西瓜、柠檬、山楂、甘蔗、石榴、桑椹、莲子、胡桃、黑芝麻；⑨茶饮类：绿茶、菊花、荷叶、玉米须、葛根。

饮食方法以蒸、炖、煮、焖、凉拌、快炒为宜，油炸、烧烤、熏腌制食物不宜，少食芥末、咖喱、酒、咖啡、浓茶、咸菜、酱菜。

世界卫生组织（WHO）指出许多非传染性疾病如心脑血管病、糖尿病与饮食中动物性食品和纯糖过多、复合碳水化合物与膳食纤维少有关，减盐（或减少钠的摄入）被 WHO 列为预防慢病的最佳措施之一。《中国居民膳食指南 2022》指出成人每日摄入食盐量不宜超过 5 克，烹调油宜控制在 25 ～ 30 克，糖的摄入宜控制在每日 25 克以下。高血压人群应严格控制盐的摄入并增加钾的摄入。含钠盐量高的食物有海产品（鳕鱼片、虾皮、海带等）、调味品（食盐、酱油、味精等）、腌制食物（腌肉、熏肉、咸鱼、榨菜、泡菜、酸黄瓜、咸菜）、加工食物（人造黄油、鱼罐头等）。含钾量高的食物有各种豆类，深绿色蔬菜，其他蔬菜瓜果如土豆、西红柿、香蕉、橘子、菠萝、豆皮、蘑菇、木耳、花生、玉米、韭菜。

▦ 知识链接

　　研究表明，钠离子（钠盐）摄入过多，是高血压的重要发病因素。人体钠离子主要通过饮食摄入，主要经肾脏排泄来稳定体内含量。钠离子含量过高时，脑脊液钠离子浓度增加，作用于延髓与下丘脑，交感神经兴奋，血压升高；钠离子过多，进入血管平滑肌细胞内导致细胞肿胀、血管腔狭窄，升高血压；胞内钠离子浓度升高引起钠钙交换，钙离子流入胞内，血管平滑肌收缩，升高血压；钠离子浓度过高，超出肾脏排泄范围时，会导致水钠潴留，血管壁压力增高，血压升高。钾离子的摄入可以有效促进钠离子的排出。

　　高血压人群也应限制脂肪和糖的摄入量，油脂和糖摄入过多可引发高血压、高血脂、高血糖、脂肪肝等多种慢病。烹调食物宜交替使用不同种类植物油代替动物油，如菜籽油、橄榄油、大豆油、花生油，其所含较多的不饱和脂肪酸可以减少脂肪堆积，对血管有益。应严格控制高胆固醇食物的摄入，如动物内脏、肥肉、蛋黄；宜食降脂食物如山楂、黄瓜、冬瓜、空心菜、绿豆、香菇、洋葱。除主食外，含糖量高的食物有甜饮料、各类糕点、蜜饯果干、沙拉酱、冰激凌、甜水果等不宜多食。宜适量摄入优质蛋白质食物如黑豆、黄豆、绿豆、红豆、豆浆、豆腐、豆皮、牛奶、鱼肉、猪瘦肉等。应增加钙的摄入，含钙较高的食物有豆类及其制品、乳类及其制品、海产品（鱼、虾、海带、海藻）、深绿色叶菜（韭菜、菠菜、芹菜）、水果（苹果、酸枣、枇杷、山楂、橙子、柚子、桑椹）、果仁（核桃、黑芝麻、花生仁、杏仁、榛子仁）等。但果仁普遍含油脂较多，应注意食用量。应增加膳食纤维摄入量，多吃粗粮、杂粮、蔬菜，促进肠道蠕动，排泄废物与毒素，促进钙的吸收和胆固醇的代谢。

知识链接

　　与人体蛋白质氨基酸模式相近而容易被人体利用的食物蛋白质被称为优质蛋白质，动物蛋白质中鱼类最佳，植物蛋白质中大豆最佳。

　　钙元素的摄入有助于保护骨骼和牙齿，稳定心率，强化神经系统功能，维持血管弹性，降脂降压。

四、食疗食谱

1.肝火上炎证

（1）雪羹降压汤

【食材】海蜇头或海蜇皮（食用水母）30克，鲜马蹄200克，芹菜50克，夏枯草10克，钩藤5克。

【做法】

　　①夏枯草、钩藤用清水浸泡30分钟。海蜇皮用温水泡发，洗净切碎，海蜇头用清水漂洗去盐分。鲜马蹄去皮，洗净切块。芹菜洗净，切段。

　　②锅中放入药食材，倒入清水约1500毫升，大火煮沸后

转小火煮余 500 毫升服用。

【功效】清肝热，平肝阳，降压。马蹄、海蜇清热滋阴，化痰降压，是高血压早期治疗的优良食材；芹菜清肝泄热，凉血降压，味道清甜；夏枯草清肝泄热，味道甘甜，可改善口感；钩藤清热平肝，息风定惊，但不能久煮，需后下锅中以保持药效。本食疗方来源于清代名医王孟英所创"雪羹汤"，配伍芹菜、夏枯草、钩藤，更适合高血压病初期，证属肝火上炎、肝阳偏亢的人群食用。

知识链接

海蜇是一种药食两用的食用水母，《本草纲目》记载："海蜇咸平，入肝肾二经。"其具有清热消痰、散瘀解毒、消肿散结、降压的作用。研究发现海蜇 ACE 抑制肽有降压作用，多肽酶解产物有降脂作用。

马蹄又称荸荠，富含维生素、碳水化合物、矿物质、纤维素。其性寒，味甘凉，具有养阴生津、除烦清热、清肠通便、消痰化积、降血压的作用，适用于各类阴虚、痰热、食积化热类病症。

（2）菊花绿茶

【食材】菊花 15 克，绿茶 3 克。

【做法】沸水冲泡代茶饮。

【功效】清肝泄热，降血压。菊花性寒，味甘苦，具有疏风清热、明目清肝、解毒的作用，所含黄酮醇、绿原酸等成分具有抗炎、抗氧化、改善糖脂代谢、预防心血管疾病的作用；绿茶清热降火，所含黄酮醇、维生素 P、儿茶素、茶碱等成分，有助于防治心血管疾病。本茶还可自由搭配夏枯草、决明子、金银花饮用，适用于肝火旺盛、肝阳上亢所致头痛眩晕的高血压人群。

📖 知识链接

《神农本草经》记载菊花"主风，头眩肿痛，目欲脱，泪出，皮肤死肌，恶风，湿痹"。菊花可用于肝火上炎、风阳上扰之头晕、头痛、目赤肿痛等症。野菊花清热、解毒、消痈之功力强，白菊花清肝热、平肝阳之功力强，黄菊花辛散力强，长于疏风散热，多用于治疗头目风热。

2. 阴虚阳亢证

淡菜马蹄木耳汤

【食材】淡菜（海虹）400 克，鲜马蹄 250 克，干黑木耳 30 ~ 50 克，天麻 5 克，怀牛膝 10 克。

【做法】

①淡菜用清水浸泡，除去杂质，反复冲洗；马蹄去皮洗净，切块；黑木耳泡发洗净；天麻、怀牛膝加清水浸泡 30 分钟。

②淡菜放入锅中，加适量冷水煮沸（煮淡菜需要冷水）。

③放入马蹄、黑木耳、天麻、牛膝，大火煮开转小火，再煎煮 40 分钟左右，即可服用。

【功效】滋阴潜阳，镇肝息风，降血压。淡菜性温味咸，入肝、肾经，具有补肾养肝、补精养血、散结气、消瘿瘤、降血压的作用；马蹄滋阴生津，清热降压；黑木耳滋阴养血，润燥通便，富含铁、钾、维生素、胡萝卜素、胶质等成分，具有促进肠道蠕动、排泄废物、软化血管、降血脂、抗血栓等作用；天麻平肝潜阳，息风通络，其所含天麻素、琥珀酸等成分具有降压作用；怀牛膝补益肝肾，引热下行，引血下行。高血压早期多为肝郁化火、肝阳上亢，中期逐渐发展为阴虚阳亢证，本食疗方适宜阴虚阳亢类型的高血压人群食用。

知识链接

淡菜俗称海虹，含有丰富优质蛋白质、人体必需氨基酸、不饱和脂肪酸、钙、铁、锌、磷、锰、钴、碘、维生素 B、烟酸等成分，营养价值高，有助于改善血液循环，对人体颇有益处，有"海中鸡蛋"之称。淡菜不宜与含鞣酸较多的水果同食，如柿子、葡萄，防止鞣酸与蛋白质、钙结合，影响营养成分的吸收。

3. 痰湿壅盛证

（1）黄芪鲤鱼汤

【食材】

鲤鱼 2 条，黄芪 30 克，赤小豆 30 克，茯苓 30 克，生姜 5 片。

【做法】

①赤小豆清水浸泡一夜；鲤鱼剖腹洗净；黄芪、茯苓清水浸泡 30 分钟。

②砂锅中放入所有药食材，加适量水没过鱼肉 4cm 左右，大火煮开转小火慢炖至熟。

③加少许盐调味，出锅。

【功效】利湿化痰，补气健脾。鲤鱼利水消肿，健脾补虚，通乳；黄芪健脾益气，利水消肿；赤小豆利尿消肿，解毒消痈；茯苓利湿健脾；生姜温中散水，化痰止呕。本食疗方借鉴孙思邈《备急千金要方》鲤鱼汤，配伍黄芪、赤小豆、茯苓、生姜，共奏健脾养血、利湿化痰之功。高血压病发展过程中易夹痰、湿、瘀，损耗脏腑精气，本食疗方适用于长期血压高、脾肾气虚、痰湿内阻的人群。

知识链接

　　鲤鱼富含优质蛋白、不饱和脂肪酸、钾元素，有利于降低胆固醇，防治低钾血症，改善血液循环，防止动脉粥样硬化，降低血压。

（2）龙须茶

【食材】龙须（玉米须）50克。

【做法】新鲜玉米须洗净，晾晒后装入干净的纱袋，用时放入杯中，清水烧开冲泡，代茶饮。

【功效】清热利尿，平肝泄热，利胆通淋，降压降糖。玉米须性平，味甘淡，具有显著的利尿降压、利水消肿、清利肝胆的作用，可搭配香蕉皮、太子参、绿豆、蜂蜜等饮用；研究发现，玉米须有持久的降压、利尿作用，有益于脂质代谢，降低血清胆固醇，降低血糖。本茶饮口感清甜，适用于糖尿病、高血压、胆囊炎、脂肪肝、肾炎水肿的患者饮用，尤其是中老年糖尿病并发高血压的人群。

4. 湿热内蕴证

（1）冬瓜苦瓜汤

【食材】芹菜100克，白萝卜1～2根，盐少许。

【做法】

①苦瓜去瓤，洗净切片，用盐水浸泡 10 分钟，再用沸水浸泡 5 分钟，去除苦味；冬瓜去皮，洗净切片。

②将苦瓜片、冬瓜片放入锅中，加水适量，煮熟。加少许盐调味。

【功效】清热利湿，降压降脂。苦瓜性寒味苦，具有清热明目、解暑止渴、降脂的作用；冬瓜清热利湿，利尿降压。本食疗方甘淡清爽，能解暑解渴，可酌情搭配猪瘦肉同煮食用，适宜湿热型高血压、湿热型肥胖人群食用。

📖　知识链接

苦瓜富含维生素 C、胡萝卜素、苦味苷、苦味素、多肽 P（类胰岛素物质）等成分，具有调节内分泌、防止动脉粥样硬化、降血脂、血压、血糖的作用。

（2）芹菜萝卜汤

【食材】芹菜 200 克，白萝卜 1 根，生姜皮 3 片，盐少许。

【做法】

①芹菜洗净切段，白萝卜洗净切块。

②将芹菜段、白萝卜放入锅中，加水适量，煮熟。加少许盐调味。

【功效】清热凉血，利湿化痰，开胃生津。芹菜，性凉，味辛、甘，具有清热凉血、平肝降压、除烦止渴的功效；白萝卜，性凉，味辛、甘，具有清热止咳、利湿化痰、开胃顺气、消食化积、下气通便的功效；生姜片具有健脾利水的功效。高血压发展中期，痰湿、瘀血、郁热易互结，血糖、血压、血脂易相互影响，本食疗方适合高血糖、高血脂、高血压的人群食用。

📚 知识链接

> 芹菜有"药芹"之称，香气浓郁，药用价值高，富含维生素、胡萝卜素、膳食纤维、芹菜苷、佛手苷内酯、钙、磷、铁等成分，具有显著的降血脂、降血压、促进肠道排泄、防治动脉粥样硬化、缓解失眠、改善缺铁性贫血等作用。

5. 瘀血阻络证

苹果山楂饮

【食材】苹果 1 ~ 2 个，鲜山楂适量。

【做法】苹果、山楂去皮，洗净，切小块，加适量水榨汁饮用。

【功效】活血化瘀，消食开胃，生津止渴。苹果性凉，味甘、微酸，具有健脾益胃、生津止渴、降脂降压的功效；山楂性温，味酸、甘，具有化浊降脂、化瘀止痛、通络降压、开胃消食的功效，尤其擅长消除油腻积滞。本食疗方，取材简便，制作简易，酸甜可口，化瘀通络，降脂降压，适宜瘀血内阻型高血压、高血脂人群长期服用。

📚 知识链接

> 苹果富含纤维素、果胶、果糖、钾元素、维生素等成分，有助于分解脂肪，促进肠道蠕动，促进胆固醇、钠盐的排泄，改善血液循环，降低血压。山楂以皮红者为佳，富含维生素、胡萝卜素、山楂酸、果胶、钙等成分，具有

软化血管、疏通瘀滞、降血清胆固醇、降血压的作用。

6. 阴阳两虚证

枸杞杜仲老鸭汤

【食材】枸杞50克，杜仲30克，老鸭1只，调料适量。

【做法】

①鸭肉洗净，斩块，焯水。杜仲、枸杞清水浸泡半小时。

②上述药食材与清水一同倒入砂锅中，加少许料酒、生姜片、葱段，加足量水，大火煮开，转小火慢炖，煲至鸭肉熟烂。

③加少许盐调味。

【功效】补益肝肾，养血填精。枸杞性平，味甘，具有滋补肝肾、填精养血、明目、润燥的功效；杜仲性温，味甘，具有温补肝肾、强腰暖膝、安胎的功效；鸭肉性凉，《随息居饮食谱》记载"滋五脏之阴，清虚劳之热，补血行水，养胃生津"，搭配枸杞、杜仲，补阴益阳、补精养血。本食疗方适用于高血压后期，体质虚弱，阴阳两虚的人群。

📖 知识链接

杜仲含有维生素、氨基酸、绿原酸、京尼平、杜仲苷、杜仲胶、生物碱等成分，有助于调节内分泌、免疫、代谢功能，具有护肝、强骨利尿、降压等作用。不论是原发性高血压还是肾性高血压，杜仲煎剂均有较好的降压作用，盐炒杜仲作用更强。杜仲叶也具有补益肝肾、强筋壮骨的作用，可煎泡代茶饮。

第二节　糖尿病

一、基本概念

糖尿病是由遗传、环境、免疫等多种因素引起的以慢性高血糖及其并发症为主要特征的内分泌代谢性疾病，是人体胰岛素绝对或相对不足，以及靶细胞对胰岛素敏感性降低，或胰岛素自身结构存在缺陷、胰岛素受体或受体后反应异常引起的糖、脂肪、蛋白质及水电解质代谢紊乱。久病可引起多系统损害，导致心、脑、肾、视网膜及神经等组织的慢性进行性病变，发生功能缺陷及衰竭；重症或应激时可发生酮症酸中毒、高渗性昏迷等急性代谢紊乱。临床症状并有以下一项可诊断为糖尿病：随机血糖 ≥ 11.1mmol/L 或空腹血糖 ≥ 7.0mmol/L 或 OGTT 中 2 小时血糖 ≥ 11.1mmol/L；无典型临床症状者需另一天再次证实上述标准者方可诊断。

糖尿病是常见病、多发病，其患病率正随着人口老化，生活水平提高，生活方式改变和诊疗技术的提高而迅速增加。根据国际糖尿病研究所（IDI）2003 年报告，全球现有糖尿病（已诊断）约 1.94 亿人，到 2025 年将突破 3.33 亿人。糖尿病需要早期、长期、综合治疗及治疗方法个体化，需要进行糖尿病的教育、合理饮食、适当运动、必要降糖药物和病情监测以控制症状，预防和减少并发症、发展、降低死亡率。

人体内唯一降糖激素——胰岛素功能失常是糖尿病发生的主要病因。不同类型的糖尿病临床表现有差异。目前糖尿病主要分为 1 型、2 型、妊娠糖尿病及其他特殊类型糖尿病。

1 型糖尿病以青少年患者居多，主要表现为多饮、多食、多尿、体重下降（三多一少）。2 型糖尿病以中老年人与肥胖人群为主，血糖高常伴血压升高、血脂升高、动脉粥样硬化等表现。妊娠糖尿病表现为妊娠期间血糖高于正常范围，除有"三多一少"的临床表现外，疾病控制不佳会引起一系列的孕期和分娩期母婴并发症，如酮症酸中毒、感染、妊娠高血压综合征、巨大儿、胎儿畸形、早产、死产、流产以及死胎等。

糖尿病初发患者可无显著临床表现，当出现以下症状时应注意血糖水平，以防止错过早期治疗时机：①饭后短时间内容易饥饿或口渴；②饥饿状态时，出现头晕、乏力、心慌、冒汗等症状；③视力迅速下降，视物模糊；④伤口难愈合；⑤原因不明的手足麻木疼痛或发凉；⑥皮肤干燥，疖肿；⑦尿频。

多种因素引起人体糖代谢失调可使血糖水平增高，可伴有蛋白质、脂质的代谢紊乱和电解质、酸碱平衡失调，随着疾病发展可出现多系统并发症。糖尿病急性并发症包括低血糖、急性感染、糖尿病酮症酸中毒、糖尿病乳酸性酸中毒、糖尿病高渗性昏迷（多为老年 2 型糖尿病急性并发症）。慢性并发症包括心脑血管病（冠心病、高血压、高血脂、心肌病、脑血栓等）；糖尿病肾病（肾衰竭、尿毒症等）；糖尿病眼病（视网膜病变、黄斑变性、白内障、青光眼、波动性屈光不正、血管性假性视盘炎、视盘水肿等）；周围神经病变（肢体麻木、疼痛、蚁行感）；自主神经病变（胃肠系统、心血管系统、泌尿生殖系统病变）；中枢神经病变；糖尿病皮肤病变，有糖尿病足（坏疽、截肢）、脱发、皮肤瘙痒（包括外阴与阴囊瘙痒）、疖肿、毛囊炎、皮癣病、黄色素瘤、糖尿病性大疱病等；妇科男科病，如性欲减退、月经不调、糖尿病阳痿等。

饮食是糖尿病防治的基础，不管哪种类型的糖尿病，不论病情轻重，均要坚持科学、健康的饮食习惯。

二、辨证思维

糖尿病的中医治疗可参照"消渴"病，但二者不完全相同。消渴是由先天禀赋、劳倦、饮食、情志等因素导致阴虚内热而表现为多饮、多尿、乏力、消瘦或尿有甜味为主的病证。从中医辨证角度分析，糖尿病前期由郁（脾虚生湿、痰湿积滞、肝郁气滞）生热，热使体虚，虚极为损，分为脾虚湿盛、湿热蕴脾、肝郁气滞、热盛伤津、阴虚火旺、气阴两虚、阴阳两虚7个证型。在糖尿病的发生发展过程中，上述证型可互相转化，其病因病机演变如图3-2所示。

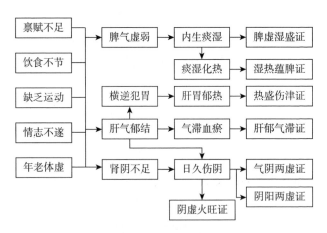

图3-2 糖尿病病因病机演变

患者因禀赋不足、饮食不节、缺乏运动、情志不遂、年老体虚等原因损伤脾胃，致使脾气虚弱，健运无能，内生痰湿而成脾虚湿盛证，痰湿积久化热可发展为湿热蕴脾证，积热炽盛，化燥伤津，消谷耗液则进展为消渴病。情志不遂则肝气郁结，气滞血瘀则致肝郁气滞证，若横逆犯胃则致肝胃郁热，成热盛伤津证。年老体虚者若兼先天禀赋不足、情志不遂等其他因素，本就肾阴不足，肝郁日久伤阴可致阴虚火旺证、气阴两虚证甚至阴阳两虚证。

脾虚湿盛证：口干口淡，口渴饮热，尿频量多，消瘦或伴有肢体浮肿，面色晦滞，食少乏力，腹胀便溏，舌淡胖嫩，苔白腻，脉缓滑。

湿热蕴脾证：口干，口甜而腻，口渴喜冷饮而饮水不多，尿频量多，尿黄，头面油腻，可伴有湿疹、痤疮，胸闷烦热，恶心干呕，腹部肥胖，腹胀纳呆，肢体困重，尿黄味臭，大便不爽，苔黄腻，脉滑数。

肝郁气滞证：口苦口渴，多饮尿频，受情绪波动影响，焦虑抑郁，烦躁易怒，胸闷胁胀，乳房胀痛，痛经，矢气多，咽喉有梗阻感或咳痰不爽，多梦失眠，脉弦。

热盛伤津证：口渴多饮，尿频量多，尿黄，热伤肺津者可出现咽干口燥，心烦多汗，胃热阴伤者可出现多食易饥、大便干结，舌红苔黄而少，脉洪数或滑而有力。

阴虚火旺证：唇焦口燥，口渴饮冷，尿频，尿短黄或混浊，或尿带甜味，体瘦，耳鸣目涩，视力下降，腰膝酸软，潮热盗汗，皮肤干痒，舌红苔少，脉细数。

气阴两虚证：口干口渴，尿频，能食与便溏并见，或食少乏力，消瘦，精神不振，自汗恶风，心慌气短，咳嗽气喘，劳累后加重，舌淡红质嫩，苔薄而干，脉弱。

阴阳两虚证：尿频，尿液混浊，甚至饮一溲一，体弱消瘦，耳轮枯瘦，面色少华，腰膝酸软，肢冷畏寒，食少乏力，手足心热，阳痿，闭经，舌色淡，苔少，脉沉细无力。

三、饮食注意

糖尿病是一种需要及时预防、长期调控的慢性疾病，其相关并发症可涉及全身多系统、多器官，治疗时间长，经济消耗大，生活质量影响大。患有糖尿病后，即使血糖与病症控制稳定，也需长期坚持治疗。糖尿病的治疗不仅包括胰岛素、药物，更包括了健康教育、药膳食疗、运动锻炼，血糖高的人群应及时监测血糖。中医学注重"未病先防，已病防变"，糖尿病的预防与病症早期的调控非常重要，合理的运动与饮食对血糖的稳定发挥着巨大的作用，搭配合理用药，可一定程度上防治糖尿病并发症，维持血糖恒定、机体健康。

糖尿病≠不敢吃、不敢喝。某些副食搭配主食时，需适当减少主食用量。此类副食主要包括肉类（猪肉、牛肉、羊肉）、鸡子黄、干果炒货等脂肪含量高的食物；薏米、马铃薯、山芋、山药、芋头、绿豆、红豆等高碳水化合物食品。GI（glycemic index，血糖生成指数）表示食物是否容易使血糖值上升，GI 值越高说明食物越容易使血糖值升高。合理搭配 GI 值水平不同的食物有助于保证营养，且不易对血糖造成较大影响。具体食物 GI 值分类如下：

低 GI 食物（GI 值＜40）：①主食：藜麦、全麦面条、稻麸等；②水果类：苹果、梨、李子、桃子、圣女果、草莓、柚子、樱桃等；③蔬菜类：菠菜、花菜、生菜、豆芽、海带、黄瓜、芹菜、莴笋、芦笋、白萝卜、西红柿、苦瓜、茄子、青椒等；④豆果品：豆腐、绿豆、黄豆、红豆、黑豆、蚕豆、豌豆、扁豆、四季豆、杏仁、花生、腰果等；⑤薯类：土豆粉、魔芋、藕粉、苕粉等；⑥奶蛋类：牛奶、酸奶、芝士、鲜奶油、蛋类等。

中 GI 食物（GI 值 40～70）：①主食类：整粒小麦、小米粥、玉米糁、燕麦片粥、糙米、糯米、荞麦（面条）、通心面、意大利面、乌冬面等；②蔬菜类：玉米、韭菜、南瓜、甜菜、山芋等；③水果类：橙子、橘子、猕猴桃、葡萄、香蕉、菠萝、木瓜、芒果、柿子等；④鱼肉类：猪瘦肉、鸡肉、羊肉、牛肉、鱼、虾、培根等；⑤饮料类：红酒、牛奶、啤酒、咖啡、可乐等；⑥零食类：冰激凌、果冻等。

高 GI 食物（GI 值＞70）：①主食类：精致面粉、白米、炒饭、拉面、法式面包、油条、薏苡仁代餐粉、即食燕麦粥等；②蔬菜类：土豆、山药、胡萝卜等；③鱼肉类：肥肠、蛋饺、猪肚、牛肚、墨鱼丸、贡丸、鱼板等；④糖酱类：蜂蜜、草莓酱、冰糖、黑糖、麦芽糖、白糖等；⑤零食类：甜甜圈、甜饼干、蛋糕、薯片、巧克力、奶糖、红豆沙等；⑥果类：红枣、石榴、哈密瓜、西瓜等。

影响 GI 值的因素有：①食物的纤维含量：食物纤维含量越高越不易分解，GI 值越低；②食物的食用状态：完整状态的食物 GI 值相对低，切细或榨汁（食物吸收程度变高）的食物 GI 值升高；③加工方式：未经加工的食物 GI 值低，添加物越多、加工越精致 GI 值越高；清蒸、水煮的食物 GI 值较低，油炸、糖醋、调味料多的食物 GI 值较高；④食物的熟度与 GI

值：未熟食物＜熟透食物；⑤咀嚼程度：细嚼慢咽减缓血糖上升速度则 GI 值较低。

因此，血糖高的人群烹饪时应尽量采用蒸、煮、炖、凉拌、微波、快炒等方法，避免煎、炸等方法，做菜少放油、糖、盐；蔬菜水果不宜切小块或成泥状，宜切大块，豆类宜整粒；建议武火烹饪，煮粥不宜软烂，多用糙米、玉米、小米、黑米、燕麦、荞麦、大麦等粗粮。食物加工越细，糊化越好升糖越快。

建议参考中国营养学会设计的"平衡膳食宝塔"（图 3-3）及食物 GI 值，平衡搭配食物。

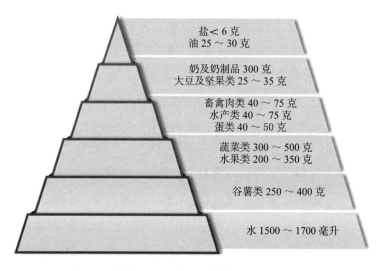

图 3-3　平衡膳食宝塔

血糖高的人群需要注意食物摄入的总热量，在保证营养丰富的基础上适当增加高纤维素食物比例，严格控制脂肪和胆固醇的摄入量。人体内脂肪堆积过多时胰岛素无法将糖分送达细胞内，糖分在血液内沉积可导致血糖升高，血脂浓度过高亦可增加高血脂、高血压、动脉粥样硬化的发生风险；血糖高的人群每天烹调油用量不宜超过 25 克，宜交替使用不同类植物油（菜籽油、大豆油、花生油、橄榄油），尽量避免使用饱和脂肪酸含量较高的猪油、牛油、动物奶油；糖尿病患者比正常人蛋白质消耗更多，蛋白质缺乏可出现营养不良、代谢减弱、头晕目眩、腰背疼痛的症状，应适当增加优质蛋白质食物的摄入；糖尿病合并肾病的患者应严格控制蛋白质摄入，尤其是植物蛋白质，可适当摄入优质动物蛋白如鱼肉、瘦肉，同时限制食盐用量，不宜食腌菜、罐头、咸蛋、腐乳等食物，根据病情选择少盐或少钠饮食，尿毒症者忌食豆制品；糖尿病患者易缺乏维生素、矿物质，可根据营养评估适量补充。

在饮食习惯上，血糖高的人群不宜喝汤底（汤底沉积的调味料多）；少食油条、炒饭、炒面等主食及花生、芝麻、核桃等脂肪含量高的干果炒货；尽量不食高糖食物，不喝甜饮料；不饮酒，避免出现心慌气短、低血糖症状；建议按照蔬菜、主食、肉类、汤类的顺序进食，先吃 GI 值低的蔬菜，再吃 GI 值较高的食物。

📖 知识链接

蔬菜膳食纤维含量丰富，可减少食物与机体消化酶的接触，减少碳水化合物在肠道壁的接触，降低肠液葡萄糖浓度，减缓血糖升高的速度，同时易产生饱腹感有助于稳定体重。

四、食疗食谱

1. 脾虚湿盛证

（1）茯苓莲子粥

【食材】茯苓（打粉）30 克，莲子 30 克，粳米 30 克，红枣（掰开，去核）5 ～ 8 个。

【做法】

①莲子水泡软去心；大米加水煮沸，放入红枣、莲子，煮成粥。

②待粥煮好后，加入茯苓粉搅拌均匀。

【功效】健脾止泻，益气除湿。茯苓健脾利湿，宁心安神；莲子补脾止泻，益肾养心；红枣补气养血。本食疗方适合患有 2 型糖尿病兼脾虚肥胖、泄泻的人群。

（2）芡实山药炖老鸭

【食材】芡实 80 克，怀山药 1 根，老鸭 1 只，陈皮 15 克，盐、葱、姜、黄酒适量。

【做法】

①鸭子处理干净，去内脏，将洗净的芡实放进鸭腹；怀山药去皮洗净切大块。

②锅中放入鸭子，加适量水、黄酒、葱、姜、陈皮，大火煮沸转中火，炖至鸭肉七成熟，放入山药。

③继续煮至山药将熟（不需软烂），掺入少许盐调味。食鸭肉、芡实、山药，喝少许汤。

【功效】补脾益肾，祛湿止泻止带。芡实补脾祛湿止带，益肾固精止遗；山药入肺、脾、肾经，补肺健脾，补肾养阴；鸭肉益气养血；陈皮燥湿健脾；共奏补脾养血、益气除湿之功。

2. 湿热蕴脾证

（1）凉拌海带粉丝

【食材】新鲜海带 150 克，干粉丝 50 克，葱花、醋、芝麻油适量。

【做法】

①海带洗净切丝，清水浸泡 10 分钟，粉丝用温水泡软。锅中加水煮沸。

②二者放入沸水煮，粉丝烫熟捞起待凉，海带丝煮熟捞起，与粉丝混合。

③加入醋、芝麻油、葱花拌匀。

【功效】清热解毒，祛湿化痰。海带味咸性寒，具有清热、消痰、利水的功效，《本草经集注》记载"主治十二种水肿"。本食疗方清爽可口，适宜有湿热内蕴而肥胖、腹胀满、口甜口腻的糖尿病患者食用。

📖　知识链接

> 海带（昆布）含有大量纤维素和不饱和脂肪酸，可以减少血管内胆固醇沉积；富含碘元素，有助于防治缺碘性甲状腺肿；海带胶质有抗辐射作用，有助于排泄放射性物质和有毒物质。海带富含钙、铁，不宜与茶、酸涩水果同食；甲亢患者、孕妇乳母不宜食海带。

（2）黑鱼苦瓜汤

【食材】黑鱼 1 条，苦瓜 1 根，盐、葱、姜、料酒适量。

【做法】

①黑鱼去鳞，破开鱼腹清理内脏，洗净切段。苦瓜去瓤，洗净切片，沸水浸泡5分钟去苦味。

②锅烧热倒入少许油翻炒黑鱼段至皮略变色，加少量水、葱、姜，大火煮沸去白沫，加入苦瓜，中火炖熟鱼肉。

③鱼熟汤白大火收汁，撒入葱花，加盐调味，食鱼肉、苦瓜，喝少量汤。

【功效】清热利湿。黑鱼味甘性寒，具有补脾益胃、健脾消肿、行水化湿的功效，《随息居饮食谱》记载其可"下大腹水肿脚气"；苦瓜清热消暑、益气除烦。本食疗方适宜湿热体质的糖尿病患者食用。

3. 肝郁气滞证

佛手茶

【食材】鲜佛手15克，或干佛手6克。

【做法】

①鲜佛手用盐水洗净。

②切片晒干，热水冲泡即可饮用。

【功效】疏肝解郁，理气和中。佛手具有解郁疏肝、理气和胃的作用。本茶适宜有抑郁、焦虑情绪的糖尿病患者代茶饮。

4. 热盛伤津证

（1）芹菜炒豆腐

【食材】芹菜2根，豆腐1块，葱、姜、盐、香油适量。

【做法】

①芹菜择洗干净切段，豆腐洗净切块。

②起锅加油，热至六成，倒入豆腐块微煎至皮黄，加姜末、葱花、芹菜段一同大火翻炒。

③出锅加盐，淋上少许芝麻油。

【功效】清热生津，润燥和中，降压降糖。芹菜清热生津，凉血解毒；豆腐补中益气，润燥生津；芝麻油生津润燥，清热降火。本食疗方适宜糖尿病燥热伤肺型患者，尤其适用于糖尿病并发高血压的中老年患者。

（2）南瓜绿豆汤

【食材】南瓜 450 克，绿豆 200 克。

【做法】

①绿豆清水浸泡 3 小时以上，南瓜洗净切大块。

②一同放入电饭煲中，加适量水快煮至熟，不必煮烂。

【功效】健脾益胃，清热生津止渴。南瓜补益脾胃，充饥，做汤食益气生津；绿豆清热解毒，除烦止渴。本食疗方适宜肺胃热盛、津伤口渴的糖尿病人群。

知识链接

　　绿豆所含牡荆素、异牡荆素有助于降低血糖水平。南瓜是降血糖的重要食材，南瓜所含果胶可减慢肠道吸收营养的速度，延缓糖的吸收，防止餐后血糖值过高。南瓜多糖有显著降糖作用，可以防治糖尿病及并发症、抗动脉粥样硬化。

5. 阴虚火旺证

银耳鸡蛋花

【食材】鸡蛋 1 个，银耳适量。

【做法】

①银耳清水泡发撕成小片，加水煮烂。

②将蛋汁倒入银耳汤搅匀食用。

【功效】滋阴生津，清热除烦。银耳性平，味甘淡，具有养阴润肺、生津益胃、润肠通便的功效；鸡蛋黄、鸡蛋白具有滋阴润燥、清热除烦的功效。本食疗方适宜阴虚口干的糖尿病患者食用。

📖 知识链接

银耳多糖可以改善血糖代谢，具有降血糖的作用，尤其适宜 2 型糖尿病的预防、治疗。

6. 气阴两虚证

黄芪山药粥

【食材】黄芪 30 克，薏苡仁 30 克，怀山药 100 克。

【做法】薏苡仁、黄芪清水浸泡半小时，与山药一同放入电饭煲，煮粥服食，每日 1 次。

【功效】补养气阴，生津止渴。黄芪补气生血，健脾生肌；山药健脾补气，补益肝肾；山药药食两用，与黄芪相配为治疗糖尿病的经典药对。本食疗方适宜气阴两虚的糖尿病患者食用。此类患者可出现炎症、脂毒性、糖毒性所致心悸症状，心电图可见心肌缺血或伴心律失常。

📖 知识链接

山药以皮薄、切片手感细腻，触之指上淀粉残留多者为佳。山药多糖具有抗氧化、抗衰老、降血糖等作用。

7.阴阳两虚证

山萸粥

【食材】怀山药 1 根，山茱萸 15 克，大米 50 克。

【做法】

①山药削皮，洗净切大块。山茱萸用清水浸泡半小时。

②加适量水，与大米一同煮粥。

【功效】滋肾健脾，补阳固阴。山茱萸温润酸涩，有温补肝肾、益精缩尿、敛汗固脱、固冲止血的功效，是治疗糖尿病及糖尿病肾病的药食两用重点食材。山药补益肺脾肾，补气养阴。本食疗适宜糖尿病后期阴阳两虚的人群调补身体。

第三节　高脂血症

一、基本概念

血脂是血液中胆固醇、甘油三酯、磷脂、游离脂肪酸等脂类物质总称。高脂血症，属于脂质代谢性疾病，是循环血液中脂质或脂蛋白的组成成分浓度异常，具体可表现为血浆中甘油三酯（TG）、总胆固醇（TC）、低密度脂蛋白胆固醇（LDL-C）水平升高、高密度脂蛋白胆固醇（HDL-C）水平降低。根据血脂成分异常的不同，临床上将高脂血症分为高胆固醇血症、高三酰甘油血症、低高密度脂蛋白血症、混合性血脂异常，中国人血清胆固醇的合适范围为 < 5.2mmol/L，三酰甘油的合适范围为 < 1.70mmol/L，LDL-C < 3.4mmol/L，HDL-C ≥ 1.04mmol/L。

　　其发病因素与遗传、饮食、药物等有关，多种因素导致机体脂肪代谢异常，可使血浆脂质浓度增高，继而引起动脉粥样硬化性心脏病、胰腺炎、脂肪肝、脑梗死等多种疾病。高脂血症可分为原发性与继发性，原发性高脂血症与先天因素、遗传因素有关，继发性高脂血症多发生于糖尿病、高血压、甲状腺疾病、肥胖等代谢性紊乱疾病之后，二者均受年龄、饮食、活动量、作息、情绪等因素影响。原发性高脂血症主要通过调整作息规律、改善饮食结构、合理运动、降脂药物、血浆净化等方法治疗，继发性高脂血症则需在治疗原发病的同时，配合药物、食疗、康复锻炼等方法来综合调理。

　　高脂血症是现代常见病中患病率较高的疾病之一，血脂异常又是心血管疾病发生的重要因素。脂质在血管内皮沉积，可导致慢性发展的动脉硬化形成。多数患者早期没有明显症状或体征，但长期发展可增加冠心病等心脑血管疾病发生风险。因此通过恰当的方法及时降低、控制血脂水平，有助于心血管的健康，有助于血压、血糖的稳定。据《中国居民营养与慢性病状况报告》可知，目前我国高血脂发病率约20%，且患病年龄逐渐年轻化，因此预防血脂异常十分重要。

　　血脂异常与许多因素有关，其中不健康的饮食习惯是引起高脂血症的重要因素，合理饮食对控制和治疗高脂血症有着重要作用。

二、辨证思维

　　中医古典医籍中没有"高脂血症""高血脂"的名词记载，但有关于"膏""脂"的论述。如《灵枢·五癃津液别》云："五谷之津液和合而为膏者，内渗入于骨空，补益脑髓，而下流于阴股。"《素问·经脉别论》云:"食气入胃,浊气归心。"膏脂化生于水谷,可理解为水谷精微中津液稠厚的部分,可滋养人体脏腑经脉,提供能量。《素问·通评虚实论》云:"肥贵人,则膏粱之疾也。"若饮食不节,过食甘肥厚腻之品,则可致膏脂过剩,痰湿内聚,脾胃运化失司,升清降浊失职,痰浊内生,血浊气滞,痰瘀交结,沉积血府,血脉不畅,痰、湿、瘀、浊郁积于脉络、脏腑,日久酿生瘀血、浊毒,更伤人体正气,最终可致本虚标实、虚实夹杂之证。肝、脾、肾气虚为本,痰、湿、瘀、浊为标,治宜益气化痰,化瘀降浊。其病因病机演变如图3-4所示。

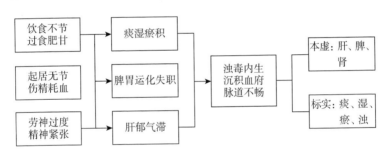

图 3-4 高血脂病因病机演变

依据《血脂异常中医诊疗标准》《中药新药临床研究指导原则》等文献,高脂血症的中医辨证分型主要有四类:脾虚湿盛证、痰浊内阻证、气滞血瘀证、肝肾阴虚证。

脾虚湿盛证:头晕犯困,食少腹胀,四肢倦怠,大便稀溏,舌胖嫩边有齿痕,苔白腻,脉濡缓。

痰浊内阻证:肥胖身重,胸闷心慌,脘腹胀满,恶心呕吐,失眠多梦,苔腻脉滑。

气滞血瘀证:头痛,颈项疼痛,情绪不稳,胁肋窜痛,乳房胀痛或有结块,胁下有痞块,女性经血瘀块多,腹胀腹痛,痛处固定，刺痛拒按，舌暗红或紫，有瘀斑瘀点，舌下脉络粗胀紫暗，脉涩。

肝肾阴虚证：眩晕耳鸣，目干口干，视物昏花，腰膝酸软，心胸烦热，手足心热，潮热盗汗，舌红苔少，脉细数。

三、饮食注意

饮食调理对于高脂血症的治疗有着重要意义。服药期间合理控制饮食可增强药物疗效。对于血脂高的人群，饮食应多样化，宜清淡，少食重口味快餐，控制糖类、脂肪、盐分的摄入量，控制每餐热量，尤其晚餐，两餐之间可食用水果；戒烟戒酒，抽烟酗酒可加重血管损伤，加速动脉粥样硬化；不宜喝大量咖啡；不可暴饮暴食，饱食后胃肠道血液聚集会减少心脑血管血流量；多食深绿色、深黄色蔬菜、全谷物食物，增加维生素、胡萝卜素的摄入；适当增加植物性蛋白（如大豆）的比例；居家烹饪宜交替使用多种类植物油。

高脂肪含量食物有动物油脂、动物内脏、橄榄油、棕榈油，每100克脂肪含量达50克以上；中等脂肪含量食物有五花肉（猪肉）、鸡肉、鸭肉、羊肉等，每100克含脂肪20～30克；低脂肪含量食物有黄花鱼、白鱼、鲫鱼、带鱼、黄鳝等鱼类和虾，每100克含脂肪10克以下；高胆固醇含量的食物有动物内脏和脑组织、蚌、鱿鱼、墨鱼、鱼籽、虾酱、蟹黄、蛋黄；盐分较多的食物有腌菜、海产品、豆瓣酱、酱油、蚝油、豆腐乳、各类零食等。

此外，高脂血症患者忌服大量安眠药、降压药、血管扩张药，因其可能导致脑动脉供血不足，应遵医嘱规律用药；注意预防颈椎病，睡枕不宜过高，防止颈部血管受挤压而导致脑动脉供血不足。

四、食疗食谱

1. 脾虚湿盛证

（1）生姜青菜萝卜汤

【食材】青菜 200 克，白萝卜 1 根，生姜皮 5～10 片。

【做法】

①将青菜洗净，白萝卜洗净后切成片。

②锅中加水 1 大碗，放入白萝卜片、生姜皮，煮沸后下青菜，再煮片刻即起锅。

③加入适量芝麻油食用。

【功效】健脾开胃，除湿消滞。青菜具有清热利湿、生津除烦的功效；白萝卜具有消食化积、开胃除胀、利湿化痰的功效；生姜皮具有温中健脾、利水的功效。本食疗开胃解腻，适用于脾胃气机呆滞、痰湿内停而腹胀、食欲不振的人群。

📖　知识链接

青菜、白萝卜富含纤维素、维生素、钙、钾等物质，有助于促进食物代谢，降低肠道胆固醇吸收，降低血脂。长期食用肉类等酸性食物可增加心脑血管疾病、痛风、糖尿病等疾病的发生风险，青菜、萝卜属于碱性食品，有助于调节体液酸碱平衡。

（2）茄子烧鳝鱼

【食材】茄子 1 根，新鲜鳝鱼 2 条，葱段、姜片适量，豆瓣、酱油、白糖少许。

【做法】

①茄子洗净，去蒂切块；处理新鲜鳝鱼，去除内脏、鱼刺，切段。注意避免使用死鳝，易引起食物中毒。

②热锅加入少许植物油，加热至六成熟，倒入豆瓣、鳝鱼段炒香，加入适量清水，放入葱段、姜片，中火烧至鳝鱼段熟软。

③加少许酱油、白糖炒匀，出锅。

【功效】益气健脾，化瘀利湿。鳝鱼味甘，性温，具有温阳补气、健脾养血、补益肝肾、祛风除湿的功效；茄子性凉，具有活血、清热的功效，与性温的鳝鱼相搭配，寒热平衡，口感鲜美。本食疗方适宜高血脂、高血糖人群食用。

知识链接

茄子纤维含有的皂草苷和维生素 C 有助于降低胆固醇，改善血液循环。新鲜鳝鱼肉脂肪含量少，优质蛋白质含量高，含有不饱和脂肪酸，可有效降低胆固醇，保持血管韧性。鳝鱼含有黄鳝鱼素，可以双向调节血糖水平，尤其适宜血糖水平波动较大的人群。但支气管哮喘、皮肤病、红斑性狼疮患者、体质虚热或热病恢复期的人群不宜食用。

2. 痰浊内阻证

（1）冬瓜海带汤

【食材】冬瓜 1 个，干海带 5 片，葱、姜、蒜适量。

【做法】

①冬瓜洗净，切块，用适量苏打粉搓洗海带后，置水中泡 2 小时左右，软化后可切丝。

②锅中倒入少量植物油，葱、姜、蒜爆香后，加入适量清

水，将冬瓜块、海带丝放入，熬制成汤。

【功效】化痰降浊。冬瓜有清热利湿的作用，海带有清热利湿、化痰软坚的作用。本食疗方适宜长期高血脂、体质偏热、体胖的人群食用。

📖 知识链接

　　冬瓜富含纤维素、丙醇二酸，海带富含粗纤维、碘元素、牛磺酸、褐藻酸，二者均可减少体脂堆积，减脂降浊，改善血液循环。

（2）木耳洋葱炒菜花

【食材】木耳 50 克，洋葱 1 颗，菜花 1 颗。

【做法】

①洋葱、菜花洗净切块，泡发的木耳撕成小朵。

②油锅烧热，放入洋葱、菜花、木耳，大火翻炒。

③加少许盐，洋葱以嫩脆为佳，不宜炒烂。

【功效】化痰降脂。木耳具有益气、活血、通肠道的功效；洋葱具有理气开胃、解毒杀虫的功效；菜花可健脾养胃。本食疗方适宜长期血脂高而血行瘀滞、肠道不通畅、体质偏寒无内热的人群食用。

📖 知识链接

　　洋葱含有多酚、多糖、前列腺素 A、有机硫化物、甾体皂苷等成分，具有抗血栓、降血糖、降血脂、防治动脉粥样硬化的作用。菜花富含类黄酮，可以清除胆固醇沉积。

3.气滞血瘀证

山楂红花茶

【食材】山楂 15 克，西红花 1 ～ 3 克。

【做法】山楂洗净切片，与西红花一同煎煮代茶饮。

【功效】理气化瘀，祛痰化浊。山楂味酸，性温，具有消食解腻、健胃行气、散瘀化浊的功效，尤善消肉食积滞。本食疗方适宜高血压、高血脂、肥胖人群。

📖 知识链接

　　山楂所含维生素 C、有机酸、黄酮类化合物，可以促进肠胃消化、扩张血管、改善血液循环，其所含脂肪酶，有助于脂肪分解，减少血液中胆固醇沉积。

　　西红花及其提取物具有抗氧化、抗血栓、抗动脉粥样硬化、降血压、降血脂、护肝利胆等作用。

4.肝肾阴虚证

冬青子膏（女贞子膏）

【食材】冬青子（女贞子）1500 克，蜂蜜适量。

【做法】

①冬青子加水煎煮 1 小时，滤出药液，再加水煮 1 小时，再滤出药液。

②两次所煮药汁混匀，浓缩收膏后烤干，捣碎，掺入适量蜂蜜调味，存储备用。

③每日 3 次，空腹少量服用。

【功效】补肝肾，清虚热。女贞子味甘苦，性凉，具有滋阴补肾、养肝补血、清热明目、乌发的功效。

📖 知识链接

　　研究表明女贞子能抗炎护肝、降低甘油三酯和总胆固醇水平，改善心肌供血，防止动脉粥样硬化。

附：糖类代谢

糖是组成机体的重要物质之一，人体中的糖主要以糖原、葡萄糖形式存在。糖的合成代谢包括糖异生（转变为非糖物质）、糖原合成与分解；糖的分解代谢包括无氧氧化、有氧氧化、磷酸戊糖途径。（图 3-5）

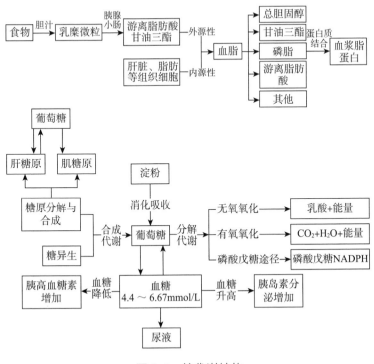

图 3-5　糖代谢结构

血糖指机体血液中葡萄糖含量，空腹时正常血糖浓度为4.4～6.67mmol/L。人体各组织需从血液中获取葡萄糖以供能，脑、肾、红细胞等组织没有储存糖原的能力，需靠血糖提供。葡萄糖代谢受激素尤其是胰岛素的调控影响较大，人体血糖水平增高时胰岛素分泌增多，降低血糖水平；胰岛素分泌不足或利用障碍可导致人体内葡萄糖无法充分利用，出现血糖水平增高现象。糖代谢出现问题后，可表现为人体空腹血糖值增高超过正常范围、糖耐量异常、尿中含糖量超标。胰岛素功能出现问题，除了糖代谢异常外，脂肪、蛋白质、水等代谢也会受到影响。机体组织对糖类物质的吸收、利用不足，机体细胞能量来源不足，则出现容易饥饿、多食而血糖继续增高的现象。机体血糖升高达到一定浓度并超过肾糖阈值后，会出现糖尿。大量的糖随尿液排出可引发机体渗透性利尿，水分随多尿而减少，血液变得浓稠，血浆渗透压增高，从而出现口渴、喜饮等症状。糖代谢紊乱，机体蛋白质、脂肪代谢逐渐增强并消耗能量，可出现体重下降、形体消瘦等症状。血糖过高还可导致严重电解质紊乱、昏迷、酮症酸中毒等并发症。人体内糖无法被充分利用可转化为脂肪，进而导致血液黏稠度增高，不利于心血管健康。

附：脂类代谢

人体脂肪包括脂肪、类脂。脂肪（甘油三酯）由甘油、脂肪酸组成，不溶于水。脂肪酸包括不饱和脂肪酸、饱和脂肪酸。植物脂肪以不饱和脂肪酸为主，动物脂肪以饱和脂肪酸为主。类脂包括磷脂、糖脂、鞘脂类、脂蛋白、类固醇及固醇。人体血浆中的多种脂类物质统称为血脂。脂代谢指人体摄入的大部分脂肪经胆汁乳化分解成小颗粒，在胰腺、小肠的脂肪酶作用下水解变成小分子，被小肠吸收进入血液循环的过程。血脂与脂蛋白结构如图 3-6 所示。

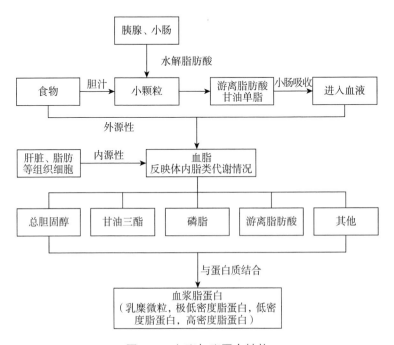

图 3-6 血脂与脂蛋白结构

多种原因导致人体血脂转换异常可引起高血脂，常见因素有遗传因素、饮食习惯、疾病及并发症（如糖尿病、肝病、肾病、甲状腺疾病、胰腺炎等）。血液中油脂过多可导致血流阻力增加、血流速度减慢、靶器官供血不足，出现头晕、心慌、胸闷、乏力症状。脂代谢疾病以血脂异常升高、脂肪异常累积为主症，临床上常见有高脂血症、肥胖症，并可继发高血压、冠状动脉粥样硬化性心脏病、非酒精性脂肪肝等疾病。代谢性疾病如糖尿病、痛风、骨质疏松等常伴有脂代谢异常，糖尿病就是一种糖脂病，其脂代谢紊乱可表现为甘油三酯升高。血脂异常、高血压、糖尿病之间的联系十分密切，脂代谢紊乱可促进动脉粥样硬化的发生，高血压、糖尿病与动脉粥样硬化之间也有互相促进的不良影响。

血脂异常与不良生活方式有很大关系，调整生活习惯、合理膳食、运动锻炼、戒烟限酒、保持心情舒畅，有助于预防血脂异常。以下列举部分有助于改善糖脂代谢的食材。

玉米须：有利尿消肿、清肝利胆的功效，含有苦味糖苷、β-谷甾醇、多糖、皂苷、生物碱、黄酮、柠檬酸、枸橼酸等物质，有降压、降糖、降脂等作用。

绿茶：新鲜绿茶富含茶多酚、叶绿素、氨基酸、维生素、咖啡因等物质，成品绿茶因高温加工，几乎不含氨基酸、维生素。绿茶提取物具有 α-葡萄糖苷酶和 α-淀粉酶的抑制作用，可以阻止碳水化合物的吸收，防止餐后血糖快速上升。其中茶多酚有较强的抗氧化、抗菌、降血脂、降胆固醇、改善血液循环、预防动脉粥样硬化等重要作用。EGCG（茶多酚主要成分）有助于增强胰岛素活性，促进人体新陈代谢。

葛根：对糖尿病有保健和治疗作用。其有效成分葛根素能降低血糖浓度，减少血清胆固醇含量；葛根黄酮可有效促进肝糖原的合成，提高机体抗氧化性，改善糖代谢。适当食用葛根可以有效缓解糖尿病口渴、多饮症状。葛根还有降血脂作用，可以降低高血脂患者发生动脉粥样硬化的风险。

决明子：有清肝明目、润肠通便、降压降脂的作用。决明子蒽醌类化合物的降血脂、降血压的功效较强。

亚麻籽油：亚麻籽富含 α-亚麻酸，是一种天然的抗氧化剂，能有效降低甘油三酯、血清总胆固醇、低密度脂蛋白胆固醇水平，升高高密度脂蛋白胆固醇水平，常食用亚麻籽油有助于预防动脉粥样硬化和血栓的形成，降低心脑血管疾病发生风险。

橄榄油：含有丰富的不饱和脂肪酸及多种活性物质，有效降低高血压、动脉粥样硬化、冠心病等疾病的发生风险。

菜花：所含黄酮类化合物可减少血管胆固醇沉积，阻止血小板凝结，软化血管，降低心血管疾病发生风险。

茄子：含有维生素 P、皂草苷、维生素 C，可增加微血管弹性，降低胆固醇、血脂。

空心菜：含有大量纤维素、矿物质，利于肠胃蠕动，促进糖分的吸收代谢，有降血糖的作用。

洋葱：降血脂、血糖、血压，防止血栓形成。其中硫氨基酸成分可有效促进脂肪代谢、改善动脉粥样硬化；前列腺素 A 可以扩张血管、降低血液黏度，有助于防止血栓形成、降低血压。此外，洋葱独特的辛辣刺激性气味还可刺激胃肠道分泌，促进消化，增强食欲。

南瓜：在我国资源丰富，常可当作主食食用。南瓜富含膳食纤维，有助于通便，降低肝脏脂肪含量，改善肝脏脂肪化，降低血脂。南瓜所含甘露醇物质能改善胰岛素分泌。南瓜所含果胶可减慢肠道吸收营养的速度，延缓糖的吸收，降低餐后血糖水平。

薏苡仁：清热利湿，解毒排脓，有抗肿瘤、抗炎、降血糖、降血脂、减肥的作用。薏苡仁多糖有抗氧化、保护胰岛 P 细胞、促进葡萄糖利用、改善糖代谢、提高免疫力的作用。

芹菜：辛香开胃，富含膳食纤维，可以降脂、通便。芹菜素可改善肝功能和胰岛功能，降低血糖、血脂。

海带：所含维生素、蛋白质、矿物质、海带多糖、不饱和脂肪酸可降低胆固醇、降低血压。

山药：山药原粉能有效减少糖尿病患者的饮水量、降低血糖数值，改善体质。山药多糖、山药皂苷能促进周围组织、靶器官对糖的利用，改善糖尿病病情。

紫苏：包含多种黄酮苷类化合物、多种氨基酸、α亚麻酸，其茎、叶、籽均可食用，营养价值高，被广泛用于医药、食品、香料等行业。其提取物酚类物质有消炎、抗菌、降脂作用。

番石榴：有收敛、止血、止泻的功效，富含铬元素，有助于降低血糖，促进新陈代谢，可以一定程度上改善血糖偏高、血脂偏高。其有效成分黄酮类化合物可以降低葡萄糖激酶调节蛋白的表达，调控葡萄糖的生成与输出，进而降低血糖水平。

苹果：富含果胶、有机酸，可以降低肠液中的葡萄糖浓度进而降低血糖。苹果膳食纤维可限制小肠吸收甘油三酯和胆固醇的速度，进而降低血脂。食用苹果可以调节肠道菌群，防治便秘。

橙子：属于低嘌呤食物，富含维生素C、钾可以促进尿酸溶解，适宜痛风患者食用。但由于糖分高不适宜糖尿病患者食用。

桑椹：含有葡萄糖、维生素、氨基酸、脂肪酸、鞣酸、钙、铁等成分，有助于胃肠蠕动，促进蛋白质、脂肪、淀粉的消化与代谢，有助于改善造血功能。其中脂肪酸可促进脂肪分解、减少脂质沉积、防止血管硬化。

山楂：作为药食两用的果品常被制成糖葫芦、山楂糕、山楂罐头等美食，有消食、健脾、开胃的作用。研究发现，山楂富含的黄酮类化合物如花青素、金丝桃苷、山楂酸等物质可以有效降低血脂水平，预防和治疗高血脂。

芦荟：有泻火、通便、清肝的功效，能降低肥胖型糖尿病患者的血糖水平。芦荟多糖对胰岛细胞有修复作用，有助于防治糖尿病及并发症。

姜黄：具有抗炎、抗氧化、保护肝肾功能的作用，对于糖尿病及其并发症有预防和治疗效果。研究证实，姜黄素可以降低2型糖尿病患者的血糖和糖化血红蛋白的水平，且其抗氧化作用，可以防止胰岛细胞受到氧自由基的损害。姜黄素的抗炎作用有助于防治糖尿病并发症。

肉桂：含有挥发油、肉桂多糖、肉桂多酚等成分，有降低血糖、降低血脂、改善胰岛素功能、提高葡萄糖代谢率、扩血管的作用；肉桂多酚能促进机体对葡萄糖的利用，改善胰岛素抵抗（山药多糖、南瓜多糖、枸杞多糖也有此作用）；所含甲基羟基查尔酮聚合物可发挥与胰岛素类似的作用，激活衰竭的胰岛素受体。

枸杞：枸杞多糖有调节血脂、血糖、抑制癌细胞、抗氧化、抗辐射、抗衰老等作用。

第四节　脑卒中

一、基本概念

脑卒中是一组急性脑循环障碍导致脑部局灶性损伤，引起的脑功能缺损，又称脑中风。包括脑血管破裂导致的出血性卒中和脑血管堵塞导致的缺血性卒中。脑血液循环障碍使局部脑组织缺血、供氧不足，导致脑细胞逐渐不可逆性坏死，引起局部脑功能丧失而导致一系列临床症状。常见的脑卒中后症状有一侧肢体麻木无力、面部口角歪斜伴麻木、言语功能异常、头晕、恶心呕吐、意识障碍或抽搐。

本病具有发病率高、死亡率高、致残率高、复发率高及经济负担高这"五高"的流行病学特点。中国每年有约 250 万以上的新发脑卒中病例，每年死于脑卒中的患者约有 170 万。我国现存的脑血管病患者约超过 700 万，其中存在残疾的患者约占 70%，生活不能自理的重度残疾患者约占 30%。据统计，我国每年因脑卒中支出大量人民币，给社会和家庭造成极重负担。

脑卒中的危险因素有高血压、心脏病、糖尿病、血脂异常、饮酒、吸烟及肥胖等可预防因素，以及年龄、性别、种族、遗传等不可预防因素。针对脑卒中可预防因素应重视其预防性措施。例如高血压、糖尿病、血脂异常等危险因素都与饮食有着密切联系，因此合理的饮食及健康的生活习惯对脑卒中的防治有着十分正向的意义。

二、辨证论治

脑卒中的中医治疗可参照中医学中的"中风"。中风的发生主要是因为风、火、痰、瘀、虚在一定条件下引动内风，气血逆乱，直冲脑络，导致血瘀脑脉或血溢脉外而发为中风。根据病程时间可分为急性期（发病后 2 周以内）、恢复期（2 周到 6 个月以内）、后遗症期（6 个月以上）。根据病情程度可以分为中脏腑和中经络。脑卒中的病因病机演变如图 3-7 所示。

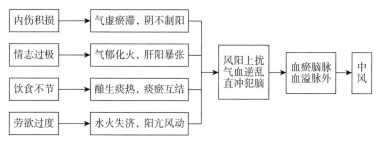

图 3-7　脑卒中病因病机演变

脑卒中的发生主要因为饮食不当、内伤劳损、情志过激、形体肥盛等因素引起肝阳上亢，或痰湿内生，或痰热内盛，引动内风，导致气血逆乱，上冲脑络引起血瘀脉内或血溢脉外发为中风。脑卒中的证型主要有五类：风阳上扰证、风痰阻络证、痰热腑实证、气虚血瘀证、阴虚动风证。

风阳上扰证：半身不遂，口舌歪斜，肌肤不仁，吐字不清，或舌强不语，情绪急躁，头痛，头晕，面红目赤，口苦咽干，大便干结，小便黄短，舌红苔黄，脉弦数。

风痰阻络证：肌肤不仁，甚至半身不遂，口舌歪斜，言语不利，头晕目眩，舌质暗淡，脉弦滑。

痰热腑实证：半身不遂，肌肤麻木，口舌歪斜，言语不利，急躁易怒，头晕目眩，腹胀，大便不利，舌质暗红，苔黄或黄腻，脉弦滑或兼数。

气虚血瘀证：肌肤麻木不仁，半身不遂，口舌歪斜，言语不清，面色无华，手足肿胀，乏力气短，心悸自汗，便溏，舌质暗淡或有瘀斑，舌苔薄白或腻，脉沉细。

阴虚动风证：半身不遂，口舌歪斜，语言不利，肢体麻木，烦躁失眠，头晕目眩，耳聋耳鸣，舌质红绛，少苔或无苔，脉细弦或弦数。

三、饮食注意

脑卒中患者饮食应遵循低盐、低脂、低胆固醇、补充维生素、适量饮水的原则。脑卒中患者因其病程、病性、病症的不同，膳食配方也有所区别，如唐代孙思邈在《金匮要略》中所言"所食之味，有与病相宜，有与身为害，若得宜则补体，为害则成疾"。脑卒中患者急性期 24 小时内应禁食，24～48 小时意识无障碍且吞咽功能正常者可进流食或留置胃管保证患者水电解质平衡，重症昏迷患者可鼻饲混合流质，有内热者用菜汁、果汁等甘寒之品；有湿热痰浊者可用赤小豆、薏苡仁等清热化湿。恢复期患者处于逐步康复的过程，意识障碍者采用鼻饲饮食，意识清醒宜尽早进行吞咽功能锻炼，使患者逐步过渡到经口进食。恢复和后遗症期的患者以肢体痿软、半身不遂、言语障碍、等气血双亏的症状为主，需要补充气血，可适当增加肉类食品，如猪肉、鱼肉、蛋类、鸡肉等富含优质蛋白质的食物。

脑卒中患者宜多吃蔬菜水果，其中的维生素 C 能增强血管韧性；脑卒中患者饮食忌高盐，食盐过量易引起高血压，加重疾病甚至诱发新的并发症；不宜吃过量甜食，研究表明，果糖与甘油三酯含量呈正相关，引起血脂异常；不宜烟酒，酒精引起血脂异常，加重高血压，吸烟促进动脉粥样硬化，诱发血栓形成；不宜食用大量动物脂肪，动物脂肪含有大量饱和脂肪酸，易升高胆固醇，形成血栓，而植物性油脂含有大量不饱和脂肪酸，能抑制血栓形成。

四、食疗食谱

1. 风阳上扰证

（1）菊花粥

【食材】菊花 50 克，粳米 50 克。

【做法】

①将菊花磨粉备用。

②先将粳米放入锅中，加水煮粥，待粥半熟时，加入菊花，粥熟即可。

【功效】清肝泻火，息风潜阳。菊花疏散风热，平抑肝阳，清肝明目，解毒消肿；粳米补脾和胃，生津止渴，清代黄元御在《长沙药解》一书中描述粳米"化胃气，培土和中，分清泌浊，生津而止燥渴，利水而通热涩"。菊花与粳米相配伍，共奏清肝、息风、和胃之效。本品适用于脑卒中半身不遂、烦躁失眠、头晕目眩的人群。

（2）天麻鲤鱼汤

【食材】鲜鲤鱼一尾，天麻 50 克，川芎 50 克，茯苓 10 克，葱、姜、食盐、味精、花椒面、香油适量。

【做法】

①将鲤鱼、天麻、川芎、茯苓、葱、姜洗净备用。

②将川芎、茯苓切片，放入温水浸泡半小时后捞出，再将天麻，放入浸泡过川芎、茯苓的温水中，浸泡 5 ～ 6 小时。

③捞出天麻置于米饭上蒸熟待用。

④将天麻放于鱼头和鱼腹中，置于碗中，放入葱、姜，上笼蒸半小时。

⑤将鱼蒸好后，拣去生姜、葱，另用清汤、食盐、味精、花椒面、香油浇在鱼上即可。

【功效】平肝息风，定惊止痛，行气活血。天麻息风定惊，益气化痰；川芎祛风活血，行气止痛，上行头目，下入血海，旁行肢节，贯通脉络；茯苓健脾和胃，三药共奏平肝息风、行气止痛、健脾和胃之功；鲤鱼活血利水，和胃。诸味共用，奏平肝息风、行气活血、定惊止痛之效。本品适用于半身不遂、烦躁易怒、头晕目眩的人群。

2. 风痰阻络证

（1）紫菜豆腐兔肉汤

【食材】兔肉60克，紫菜20克，豆腐50克，盐、黄酒、淀粉、葱花适量。

【做法】

①将兔肉、豆腐洗净切块，紫菜撕碎放入碗中。

②将兔肉、盐、黄酒拌匀。

③锅中倒入半锅清水，将豆腐、盐放入锅中，煮沸后加入兔肉，再煮10分钟后加入葱花、紫菜，搅匀即可。

【功效】息风化痰，活血通络。紫菜化痰散结，生津润燥；豆腐宽中益气，消满和胃；兔肉益气泻火，养阴血。三者同用，共奏化痰息风、活血养络之效。本品适用于半身不遂、肢体麻木不仁的人群。

（2）鲜蘑萝卜粥

【食材】白萝卜200克，鲜蘑菇100克，粳米100克，食盐适量。

【做法】

①将白萝卜、鲜蘑菇洗净切成碎末，将粳米洗净备用。

②将粳米放入锅中加水煮至半熟，加入白萝卜、鲜蘑菇，煮熟后加入适量食盐即可。

【功效】理气化痰，平肝降压。蘑菇化痰理气，健脾益胃，安神降压；萝卜理气化痰，和中消谷；粳米健脾和胃。三者合用，共奏平肝降压、理气化痰、健脾养胃之效。本品适用于半身不遂、肢体麻木不仁、血压偏高的人群。

3. 痰热腑实证

（1）竹沥粥

【食材】竹沥150克，粳米50克。

【做法】

①取鲜竹截成20cm左右，劈成两半，用火烤，见两端有液体流出，以碗收集竹沥备用。

②在锅中加入清水，粳米煮粥，将熟时将竹沥加入其中，煮熟即可。

【功效】清气化痰，通腑开窍。竹沥养血滋阴，消风降火，清热化痰，镇惊开窍；粳米可补脾和胃，益五脏，壮气力。两者共用，可清热化痰，开窍通腑。本品适用于半身不遂、腹胀、腹痛、便秘的人群。

（2）雪羹粥

【食材】鲜荸荠（去皮）20克，川贝母15克，海蜇（泡发）15克，粳米100克。

【做法】

①将上述食材洗净，切碎。

②加适量水后将上述食材放入锅中，文火煮1小时。

【功效】清热泻火，通腑化痰。荸荠清热，化痰，生津；海蜇甘寒，清热凉血，生津化痰；粳米健脾和胃。三药共用，奏清热通腑、化痰之效。本品适用于半身不遂、肢体麻木、腹痛、腹胀、便秘的人群。

4. 气虚血瘀证

（1）桃仁山药鸡丁汤

【食材】桃仁 30 克，山药 50 克，鸡肉丁 40 克，大豆油、食盐、味精、胡椒、葱、姜、蒜适量。

【做法】

①将桃仁、山药去皮，鸡肉丁洗净。

②将鸡肉丁放入油锅中翻炒后，加入葱、姜、蒜，翻炒片刻后加入适量水。

③加入山药、桃仁煮熟后，加入食盐、味精、胡椒调味即可。

【功效】补肾壮阳，益气活血。枸杞补肾明目；桃仁活血益肺，润肠通便；鸡肉温中补脾，益气养血，补肾益精。药食合用，共奏补肾壮阳、益气活血、益精明目之效。本品适用于半身不遂、短气乏力、疼痛固定的人群。

（2）黄芪川芎羹

【食材】黄芪 50 克，川芎 50 克，粳米 100 克，红糖 50 克。

【做法】

①将黄芪、川芎、粳米洗净，晾干。再磨成粉末，炒熟。

②在碗中加入红糖，把磨好的粉末倒入碗中，倒入适量开水，搅拌成糊状即可。

【功效】益气活血，行气止痛。黄芪益气固表，健脾益气；川芎行气止痛，活血化瘀；粳米健脾养胃；红糖益气养血，活血散寒，健脾暖胃。本品适用于半身不遂、气虚乏力之人。

5. 阴虚动风证

（1）玉兰鲈鱼羹

【食材】玉兰花瓣20克，鲈鱼一尾，粳米30克，食盐、葱花适量。

【做法】

①将鲈鱼去鳞，洗净，切片；玉兰花和粳米洗净。

②锅中加入适量清水，加入粳米煮至半熟后加入玉兰花和鲈鱼片，煮熟后加入适量食盐、葱花即可。

【功效】滋阴养血，养阴息风。玉兰花性苦寒，具有清热养阴之效；鲈鱼健脾益胃，益气补血，补益肝肾；粳米健脾养胃。本品适用于半身不遂、五心烦热、烦躁易怒、咽干口苦的人群。

（2）银耳红枣羹

【食材】银耳20克，红枣20克，冰糖20克。

【做法】

①将红枣洗净，去核备用；将银耳用温水泡发，洗净，切碎。

②将锅中加入适量清水，放入银耳，用大火烧沸后改用文火慢炖，加入红枣，将银耳炖至熟烂稀稠。

③冰糖放入锅中，加入清水，融化成糖浆后兑入银耳汤内即可。

【功效】银耳滋阴润肺，养胃生津；红枣益气补血，健脾养胃，养血安神；冰糖润肺止咳，补中益气。三者合用，共奏健脾和胃、补血益气、养血安神之效。本品适用于半身不遂、胃口不佳、周身乏力的人群。

第五节 高尿酸血症及痛风

一、基本概念

痛风的发生以高尿酸血症为基础，临床上进展为痛风的高尿酸血症患者可高达16%。痛风和高尿酸血症有原发性和继发性两类，前者少部分由先天酶不足所致，多数发病因素未知；后者多继发于肾脏疾病、血液病、肿瘤等病情发展或用药过程中。高尿酸血症（hyperuricemia，HUA）是嘌呤代谢障碍、尿酸生成增多或（和）尿酸排泄减少，致使患者血清尿酸水平浓度升高超过正常范围的代谢性疾病。正常嘌呤饮食状态下，非同日两次空腹检测血清尿酸水平，男性＞420μmol/L或女性＞360μmol/L即可诊断。

原发性痛风多发于中老年男性，与遗传相关，多与糖脂代谢失调、高血压、心血管疾病等病症有关。其发病诱因较多，除上述疾病病理因素外，还与饮食习惯（摄入过多高嘌呤食物如动物内脏、海鲜或过量饮酒）密切关联。继发性痛风源于某些先天性代谢紊乱疾病或其他疾病与药物，男性比女性患病概率更高，女性发病多见于更年期后。无症状的高尿酸血症患者，是指只有实验室结果报告血尿酸水平增高，当血尿酸值增长到一定水平，可出现痛风性关节炎（关节红、肿、热、痛）、痛风性肾损害（蛋白尿、血尿）等表现。

痛风是嘌呤代谢失调引起血尿酸盐以晶体形式堆积在关节腔导致机体炎症反应的一种代谢性风湿病，主要表现为高尿酸血症伴发急慢性关节炎、痛风石（痛风结节）症状，其发病机制与基因、代谢、免疫、等因素有关。痛风石意味着高尿酸血症病程已久、病情已重，小者可触及，大者肉眼可见，常见于鼻唇沟、眼睑、耳郭、手指、腕、肘、足趾、踝、膝等部位；痛风石增大可破坏关节，使关节活动不便，甚至发生强直、畸形；少部分痛风石会溃烂形成瘘管，出现化脓。急性痛风性关节炎主要表现为关节红、肿、热、痛，多发于肢体远端关节如足趾，始发于每日凌晨，破晓后（晨 4～8 点）症状渐渐缓解；慢性痛风性关节炎主要表现为关节强直、骨关节畸变或破溃。类风湿关节炎与痛风性关节炎都有关节肿痛症状，然而前者好发于中青年女性，症状常见于上肢小关节，肿痛呈对称性，还伴发晨僵、关节僵硬畸形，实验室检测血尿酸正常。痛风治疗的首要目的是控制高尿酸血症，即稳定血尿酸水平；溶解沉积在机体组织中的尿酸盐结晶，避免生成新结晶；快速平缓急性发作状态，针对病因采取治疗或逆转措施。

痛风的发生除了与遗传相关外，还与不良饮食习惯有着很大关系。长期食用嘌呤含量较高的食物容易导致体内血尿酸增高，因此科学的饮食习惯是防治痛风十分有效的方法。

二、辨证论治

中医对"痛风"的认识早在梁代陶弘景《名医别录》的"历节"等章节可见。元代朱丹溪所著《格致余论》最早创"痛风"病名。《黄帝内经》《金匮要略》等中医经典著作中无"痛风"记载，依据表现归于"痹证"范畴。从中医角度分析，血尿酸异常主要是由于过食肥甘厚味致使脾虚湿聚为痰，郁而化热，湿热下注，若不及时治疗，湿热侵及关节，合而为痹，发为痛风。痛风可分为四个证型：湿热蕴结证、脾虚湿阻证、痰瘀痹阻证、肝肾阴虚证。痛风的病因病机演变如图3-8所示。

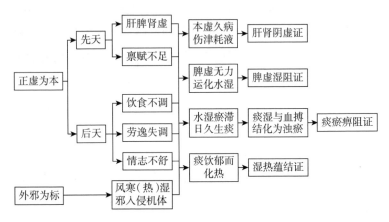

图 3-8　痛风的病因病机演变

　　湿热蕴结证主要见于痛风发作急性期，表现为关节处红、肿、热、痛，伴口干口苦、心烦、尿黄、大便干结。

　　脾虚湿阻证多见于痛风缓解期，患处肿痛酸麻，皮色如常，常伴食少便溏。

　　痰瘀痹阻证多见于缓解期，肢体关节肿胀刺痛，色紫黯，常伴肤干、肢麻。

　　肝肾阴虚证多见于恢复期，患处隐痛，昼轻夜重，常伴腰酸、耳鸣。

三、饮食注意

当患者被诊断为高尿酸血症后应注意膳食低热能，饮食均衡，严禁酗酒，避免酒精阻碍机体排出尿酸，限制高嘌呤食物、蛋白质的摄入量，引起尿酸升高，如动物内脏、肉禽浓汤、海鲜水产、大豆制品等，可选择适量食用水果、蔬菜等碱性食品，提高尿酸溶解度，进而降低血尿酸。日常生活中应尽可能保证 2L 以上的饮水量促进尿酸排出，避免食用果糖含量过高的水果或饮品，如哈密瓜、甜瓜、车厘子、荔枝等。这是因为机体消化果糖时会直接产生尿酸，且会影响肾脏排出尿酸。适当运动，控制体重理想稳定。食物的嘌呤含量规律：内脏＞肉＞坚果＞蔬菜＞谷类＞水果，具体分类如下。

低嘌呤膳食：每 100 克膳食含嘌呤＜25 毫克。主食类如米（小米、粳米、糯米等）、麦（小麦、大麦、燕麦等）、面类成品（包子、馒头、面饼等）、小粉、山芋、荸荠等。乳制品类如奶酪、炼乳、鲜奶等。肉食蛋类如鸡蛋、鸭蛋、猪血、猪皮等。蔬菜类包括番茄、甘蓝、茄子、韭菜、芹菜、苋菜、萝卜、莴笋、黄瓜、冬瓜等。果品类有橘子、苹果、葡萄、香蕉、西瓜、芒果等。其他类有茶、咖啡、干果、薏米、海藻等。

中等嘌呤食物：每 100 克膳食含嘌呤 25 ～ 150 毫克。大豆及制品类如豆芽、豆浆、豆腐等。肉食类有鸭肉、猪肉、鸡肉、牛肉、羊肉、兔肉、鹅肉、火腿等。水产类包含海参、海蜇、草鱼、鲈鱼、鲤鱼、鲫鱼、鲢鱼、鳝鱼等淡水鱼。蔬菜类可以选择海带、菠菜等。油脂类果品，诸如花生、杏仁、腰果等。

高嘌呤食物：每 100 克膳食可含嘌呤＞150 毫克。豆类如黄豆、扁豆等。肉类有动物内脏和脑组织、肉脯、浓肉汤、高汤、鸡汤等。水产类有海鱼（带鱼、金枪鱼、黄鱼）、海虾、蟹、贝壳类等。其他包括酒类、酵母粉等。

四、食疗食谱

1. 湿热蕴结证

薏米赤小豆粥

【食材】薏苡仁 50 克，赤小豆 50 克，防风 25 克。

【做法】

①将所有食材洗净。

②全部食材倒进瓦锅，加清水适量，熬煮成粥即可服用。

【功效】清热利湿，通络止痛。薏苡仁利水渗湿，解毒散结。《本草纲目》曰："薏苡仁，阳明药也，能健脾益胃，土能胜水除湿，故泄泻、水肿用之。"《神农本草经疏》言其："主筋急拘挛，不可屈伸及风湿痹，除筋骨邪气不仁。"赤小豆利水消肿，配伍祛风、除湿、止痛的防风和除痹止痛的薏苡仁，共奏清热、祛风、除湿、止痹痛之功，可以促尿酸排出，缓解痛风性关节炎的关节红肿热痛症状。本食疗方适用于痛风急性期的人群。

📖 **知识链接**

> 黄嘌呤氧化酶对于尿酸形成具有重要作用。研究证实薏苡仁可抗炎、镇痛、消肿、抑制骨质疏松，薏苡仁所含多酚类物质能够抑制黄嘌呤氧化酶活性，从而减少尿酸的生成。

2. 脾虚湿阻证

土茯苓薏米山药粥

【食材】土茯苓 25 克，薏苡仁 60 克，山药 35 克。

【做法】

①将所有食材洗净。

②全部食材倒进瓦锅，加清水适量，熬煮成粥，分次服用。

【功效】健脾利湿，益气通络。土茯苓具有解毒除湿、通利关节、健脾利尿的功效，可通过增加尿液生成与排出，促进尿酸溶解、排出，从而发挥消肿、镇痛的作用；薏苡仁具有解毒排脓、清热利湿的功效；山药具有健脾益气的功效。本食疗方适宜脾虚湿阻的痛风病患者。

📖　知识链接

　　研究表明，土茯苓可通过抑制黄嘌呤氧化酶活性来控制血尿酸水平，相关提取物有抗痛风性关节炎的作用；此外土茯苓还有抗血栓、防治动脉粥样硬化，利尿、护肝、抗菌等作用。

3. 痰瘀痹阻证

桃仁米粥

【食材】粳米 120 克，桃仁 35 克，玫瑰花适量。

【做法】

①桃仁压碎，加适量清水研磨，滤渣后倒入瓦锅。

②粳米淘洗干净倒入瓦锅。

③瓦锅中加清水适量，熬煮成粥，将熟时加入玫瑰花烧煮后即可服用。

【功效】

化瘀祛痰，宣痹通络。古代医家常将粳米粥作为中药治疗的辅助食物。粳米归脾、胃两经，有补中益气、健脾和胃的功效；桃仁具有活血通络、化痰除湿的功效；玫瑰花具有健脾祛湿、活血化瘀、行气解郁的功效。三者熬煮粥则活血散瘀、通络止痛之效更佳。此粥适宜痰凝血瘀的痛风病患者。

📖 **知识链接**

桃仁提取物可以抑制炎症因子的表达，控制血脂稳定。

4. 肝肾阴虚证

粳米熟地粥

【食材】粳米 100 克，熟地黄 18 克，怀牛膝 18 克。

【做法】

①熟地黄、怀牛膝用清水浸泡 30 分钟。

②粳米、熟地黄、怀牛膝连水一同放入电饭煲，小火慢煮。

③先捞出米油饮用，粥成再服。

【功效】补益肝肾，通络止痛。粳米具有补益脾胃、生津润燥的功效，粳米油（粥油）具有滋阴、填精、补虚的功效；怀牛膝具有补益肝肾、强筋壮骨、利尿通淋的功效；熟地黄具有滋肾填精的功效。此粥适用于肾阴亏损、肝血不足的痛风患者。

📖 **知识链接**

"米油"是煮粥时浮于粥面浓稠如膏的液体，具有滋阴、填精、补虚、利水的功效。《本草纲目拾遗》记载米油："滋阴长力，肥五脏百窍，利小便通淋。"《随息居饮食谱》记载："补液填精，有神羸老。"

牛膝常用于治疗慢性痛风性关节炎。《神农本草经》记载："主寒湿痿痹，四肢拘挛，膝痛不可屈伸，逐血气。"研究证实，牛膝总皂苷有抗炎、抑制软骨老化、降尿酸等作用。

附：核苷酸代谢

在生物体内，核酸经过一系列酶的作用，最终降解成二氧化碳、水、氨、磷酸等小分子的过程称为核酸的分解代谢，也叫降解代谢。核苷酸是一类由嘌呤碱或嘧啶碱、核糖或脱氧核糖及磷酸三种物质组成的化合物，是核酸的基本结构单位，具体结构如图 3-9 所示。

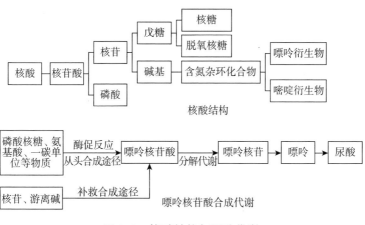

图 3-9　核酸结构与嘌呤代谢

其中，嘌呤核苷酸在人体内的代谢过程可分为合成代谢、分解代谢。嘌呤核苷酸的合成代谢：主要分为从头合成途径（体内合成主要途径）、补救合成途径。从头合成途径：利用磷酸核糖、氨基酸、一碳单位等物质，经酶促反应合成嘌呤核苷酸。补救合成途径：脑、骨髓等组织细胞利用嘌呤核苷酸分解产生的核苷和游离碱基重新合成嘌呤核苷酸。嘌呤核苷酸的分解代谢：是指核苷酸在核苷酸酶的作用下水解成核苷，嘌呤核苷在嘌呤核苷磷酸化酶的催化下转变为嘌呤，最终分解生成尿酸，随尿排出体外。

嘌呤代谢异常：尿酸是人体内细胞代谢及饮食来源的嘌呤核苷酸代谢的最终产物，高尿酸血症是一种由嘌呤代谢紊乱尿酸排泄障碍所引起的疾病。正常生理情况下，嘌呤合成与分解处于相对平衡状态，尿酸的生成与排泄比较恒定。酶的先天性异常、疾病导致体内核酸大量分解（如白血病、恶性肿瘤等）、过多摄入高嘌呤食物等因素，可使血中尿酸水平升高，当超过0.48mmol/L（8mg/dL）时，尿酸盐晶体可沉积于关节、软组织、软骨及肾等处，导致关节炎、尿路结石及肾疾病。临床上常用别嘌呤醇治疗痛风症。

第六节　冠状动脉粥样硬化性心脏病

一、基本概念

冠状动脉粥样硬化性心脏病，简称冠心病，是由于冠状动脉粥样硬化使管腔狭窄或阻塞或导致心肌缺血、缺氧而引起的心肌功能障碍和器质性病变。动脉粥样硬化可使动脉管壁变硬、增厚、失去弹性，导致管腔狭窄，是冠心病的发病基础。当给心脏的冠状动脉发生了粥样硬化时，该动脉所供血的心脏部分会发生缺血、缺氧甚至坏死，引起胸闷、胸痛、死亡。

　　冠心病多发于 40 岁以上的人群，体力劳动者少于脑力劳动者，女性少于男性，农村少于城市。虽然当前中国冠心病的发病率和死亡率仍低于世界水平，但是我国冠心病发病率和死亡率在继续增加，且发病年龄呈降低趋势。《中国卫生健康统计年鉴 2020》数据提示 2019 年中国居民冠心病死亡率约为 250 万。由于冠心病常伴随高血压、糖尿病、血脂异常等慢性疾病，其防治医疗费用将进一步增高。

　　冠心病的发生与冠状动脉粥样硬化密不可分，动脉粥样硬化与多种因素相关，主要包括血脂异常、高血压、糖尿病、吸烟、肥胖、年龄、性别、遗传等因素。中医食疗可以配合药物共同防治冠心病，减缓药物的毒副作用，预防动脉粥样硬化的发生和发展，防止疾病反复和恶化，对冠心病防治起到事半功倍的效果。

二、辨证论治

　　冠心病属中医学中"胸痹""心痛"范畴，主要病机为"阳微阴弦"，乃本虚标实之证；其虚证主要在于气虚、阴虚、阳虚，或脏腑亏虚精气亏虚而心脉失养；实证主要在于寒凝、血瘀、气滞、痰浊痹阻心脉；大多是由于寒邪侵袭、饮食不节、情志不调、劳倦积损、年迈体弱等因素导致；病位虽在心，但与肺、肝、胆、脾、肾等脏腑皆密切相关。

　　根据《冠心病稳定型心绞痛中医诊疗指南》，冠心病的主要证型有八类：心血瘀阻证、痰浊闭阻证、气滞心胸证、寒凝心脉证、气虚血瘀证、气阴两虚证、心肾阴虚证、心肾阳虚证。冠心病的病因病机演变如图 3-10 所示。

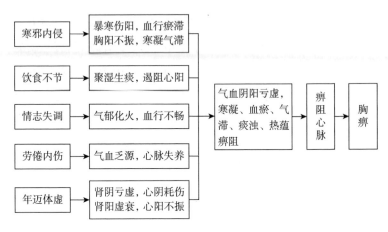

图 3-10 冠心病病因病机演变

心血瘀阻证：心胸疼痛，如刺如绞，入夜加重，面色暗淡，口唇紫暗，舌质暗淡，有瘀点瘀斑，脉涩。

痰浊闭阻证：胸闷，痰多，气短乏力，形体肥盛，头晕嗜睡，肢体困重，纳呆便溏，舌苔厚腻，脉滑。

气滞心胸证：心胸闷满、多因情志不遂而发作，善太息，脘腹两胁胀闷，得嗳气或矢气而舒，舌紫或暗红，脉弦。

寒凝心脉证：卒然心痛如绞，形寒肢冷，气候骤冷或外感风寒常易发病，出冷汗，面色苍白，心悸，胸痛难忍，苔薄白，脉沉紧或沉细。

气虚血瘀证：胸痛胸闷，遇劳加重，神疲乏力，少气懒言，自汗，面色淡白或晦暗，舌胖淡暗，脉沉涩。

气阴两虚证：胸闷隐痛，遇劳加重，神疲乏力，少气懒言，口燥咽干，眩晕头昏，烦躁失眠，自汗盗汗，舌胖红少津，脉细弱。

心肾阴虚证：疼痛时作时止，腰膝酸软，头晕耳鸣，心烦失眠，头晕耳鸣，口燥咽干，潮热盗汗，舌红少苔，脉细数。

心肾阳虚证：心胸闷痛，气短乏力，腰膝酸软，遇寒加重，面色㿠白，心悸自汗，神倦乏力，肢冷畏寒，肢体浮肿，舌淡胖、苔白，脉沉迟。

三、饮食注意

健康的饮食习惯可以大大降低冠心病的死亡率及不良并发症的发生率。冠心病患者的膳食要求是低盐、低脂肪、低热量。冠心病患者宜严格限制脂肪总量和饱和脂肪酸的摄入，尽量以植物脂肪代替动物脂肪，降低血清胆固醇抑制血凝；宜食用低脂食品，控制膳食热量；宜食用适量的优质蛋白，例如蛋、奶、鸡、鸭、鱼、虾等及其制品，动物蛋白和植物蛋白搭配食用；宜多吃蔬菜、水果，如芹菜、豆芽、香菇、木耳、苹果等，其含有的纤维素能降低胆固醇，防止血凝和血管粥样硬化；宜少食多餐，忌食过饱，以免加重心脏负担；宜忌烟酒、辛辣食品及浓茶；宜清淡饮食，食盐摄入量宜控制在每天 5 克以下；宜摄入一些保护性食品，如洋葱、大蒜、木耳、海带、香菇、紫菜、茶等。

四、食疗食谱

1.心血瘀阻证

（1）山楂牛腩煲

【食材】山楂15克，牛肉200克，红花100克，白萝卜200克，料酒、葱、姜、食盐适量。

【做法】

①将山楂、红花洗净去杂质；牛肉洗净，焯水，切片；白萝卜洗净，切成方块；姜、葱切段。

②锅中加入适量水，将牛肉、白萝卜、红花、山楂、料酒、食盐、葱、姜放入炖锅炖至熟烂。

【功效】活血化瘀，行气止痛。山楂消食健脾，行气散瘀，化浊降脂；白萝卜行气健脾；红花活血化瘀止痛；牛肉健脾胃，充血脉。本品适用于心脉瘀阻、心胸憋闷疼痛固定的冠心病患者。

（2）桃仁玫瑰粥

【食材】桃仁 20 克，玫瑰花 30 克，粳米 100 克，红糖 5 克。

【做法】

①将上述食材洗净，桃仁切碎。

②桃仁、粳米加水先煮，待米熟时放入玫瑰花煮至粥熟，加入适量红糖调味。

【功效】活血通脉，化瘀止痛。桃仁、玫瑰花活血祛瘀，行气通脉；粳米健脾和胃。本品适用于心脉瘀阻的冠心病患者。

2. 痰浊瘀阻证

（1）牛肉萝卜饼

【食材】白萝卜 200 克，牛肉 100 克，低筋面粉 200 克，姜、葱、食盐、大豆油各适量。

【做法】

①将萝卜、牛肉洗净剁碎。

②将萝卜碎，用大豆油煸炒至五成熟；将肉末加姜、葱、萝卜碎、盐做成馅。

③将和好的面擀成薄片，填入馅料，做成馅饼，放入油锅中烙熟即可。

【功效】化痰止痛，健脾行气。牛肉富含蛋白质，能健脾养胃；萝卜行气化痰，行气消食。本品适用于痰浊阻脉之冠心病患者。

（2）菖蒲猪心汤

【食材】石菖蒲50个，猪心1枚，葱花，食盐，味精适量。

【做法】

①猪心洗净切片，同洗净的石菖蒲放入锅中，加入适量水。

②猪心煮至熟烂后，将石菖蒲捞出，加入适量葱花、食盐、味精即可。

【功效】芳香化浊，理气化痰。猪心补心安神；石菖蒲化湿和胃，开窍化痰，安神益智。本品适用于痰浊瘀阻心脉的冠心病患者。

3. 气滞血瘀证

陈皮粥

【食材】陈皮20克，红花10个，粳米50克。

【做法】

①将上述食材洗净。

②先煎陈皮，去渣取陈皮汁与粳米、红花同煮成粥。

【功效】顺气化痰，宽胸开痹。陈皮理气健脾，调中和胃，燥湿化痰；红花活血化瘀，止痛；粳米健脾和胃。本品适用于气滞血瘀的冠心病患者。

4. 寒凝心脉证

（1）姜桂薤白粥

【食材】干姜3克，鲜薤白20克，葱白2根，粳米100克，肉桂末0.5～1克。

【做法】

①将干姜、薤白、葱白洗净。

②将干姜、薤白、葱白与粳米同煮为粥，然后撒入肉桂末即可服食。

【功效】通脉散寒，温里止痛。干姜温里散寒止痛，回阳复脉；葱白温阳散寒；薤白通阳散寒，行气止痛。本品适用于心胸冷痛，遇寒加重的冠心病患者。

（2）葱白粥

【食材】干姜30克，高良姜30克，葱白40克，粳米100克。

【做法】

①将干姜、高良姜、葱白、粳米洗净。

②将干姜、高良姜、葱白放入纱袋内，与大米同煮作粥，粥熟去药袋。

【功效】温阳散寒，通痹止痛。干姜散寒止痛，回阳救脉；高良姜散寒止痛；葱白回阳通脉，行气止痛。本品适用于心胸冷痛，遇寒加重的冠心病患者。

5. 气虚血瘀证

（1）三七人参粥

【食材】人参5克，三七5克，粳米100克，红糖适量。

【做法】

①将粳米洗净，人参、三七洗净，切片。

②将人参、三七与粳米放入砂锅同煮，粥熟后放入红糖即可。

【功效】益气养心，活血祛瘀。人参大补元气，宁心安神，健脾益肺；三七活血化瘀，止痛；粳米调和脾胃。本品适用于气虚血瘀，乏力气短，遇劳加重的冠心病患者。

（2）黄芪乌骨鸡

【食材】生黄芪50克，乌骨鸡1只，食盐、葱花、味精适量。

【做法】

①杀鸡去毛弃内脏洗净，将黄芪洗净。

②将鸡与黄芪同炖至熟烂，出去浮沫，捞出黄芪，汤中加盐、味精、葱花适量。

【功效】益气固表止汗。乌鸡补益心肾，水火共济；黄芪补气健脾，固涩腠理，益气止汗。本品适用于冠心病伴心肾两虚的患者。

6. 气阴两虚证

（1）黄花归芪鸡

【食材】黄花30克，熟地黄20克，鸡1只，当归8克，黄芪20克，葱花、食盐、味精适量。

【做法】

①杀鸡弃毛及内脏，将黄花、熟地黄、当归、黄芪洗净。

②将上述药放入鸡腹中，上笼蒸熟后取出鸡腹内的药物，另煎汤去药渣。

③把鸡放入汤内，并加入盐、姜等调料，焖煮30分钟，撒上葱花即可。

【功效】养阴补虚，益气活血。黄花养心润肺，健运脾胃，安神；当归、熟地黄滋补阴血；黄芪补气固表，健脾胃；鸡肉补气益血。本品适用于年老身体虚弱的冠心病患者。

（2）猪心玉竹汤

【食材】玉竹50克，猪心400克，食盐、味精、葱花、生姜、花椒适量。

【做法】

①玉竹洗净，切段，熬煮2次，收集汤液约500毫升。

②猪心剖开，洗净，切片，与汤液、生姜、花椒置于锅中，用文火煮至熟烂，撒入葱花即可。

【功效】养阴生津，宁心安神。玉竹安神强心，养阴润燥，生津止咳；猪心能补养心血，安神定惊。本品适用于气阴不足的冠心病患者。

7. 心肾阴虚证

（1）参麦羹

【食材】粳米100克，人参5克，丹参15克，五味子10克，麦冬20克，红糖适量。

【做法】

①将人参、丹参、麦冬、五味子、粳米洗净。

②将麦冬、五味子、丹参煎取浓汁。

③人参切成碎，与粳米同煮，粥熟时，加入汤汁、红糖，再煮沸即可。

【功效】益气养阴，敛汗安神。人参大补元气，补脾益肺，安神益智；五味子益气生津，补肾宁心；丹参活血化瘀，通经止痛，清心除烦；麦冬滋阴养胃，清退虚热。本品适用于心肾阴虚、烦躁不眠的冠心病患者。

（2）莲子茯苓糕

【食材】白茯苓15克，去心莲子15克，麦冬15克，粳米250克，桂花10克，红糖10克。

【做法】

①将粳米浸泡磨浆，将茯苓、莲子、麦冬打粉和入。

②加入桂花、红糖，上笼蒸熟后切成方块即可。

【功效】滋阴安神，宁心健脾。茯苓健脾利水，养心安神；莲子养阴清热；麦冬清退虚热，养阴益胃；桂花宁心安神。本品适用于心阴虚烦躁不寐、口干、胸闷痛者有效。

8. 心肾阳虚证

（1）萝卜羊肉汤

【食材】羊肉 100 克，白萝卜 200 克，肉桂 6 克，生姜、香菜、胡椒、食盐适量。

【做法】

①将洗净的羊肉和萝卜切块，沥干水分。

②锅中加入适量清水，并放入适量食盐和生姜，煮沸后加入切好的萝卜和羊肉炖煮。

③羊肉熟后加入肉桂末、香菜和胡椒调料即可。

【功效】温通心阳，散寒止痛。羊肉补血温经，补益肝肾；萝卜行气消食；肉桂温阳通脉，温经止痛。本品适用于心阳虚冠心病患者。

（2）龙眼人参粥

【食材】人参、肉桂各 6 克，龙眼肉 10 克，粳米 100 克，红糖适量。

【做法】

①将人参、肉桂、龙眼肉、粳米洗净，人参切片。

②锅中加入适量清水，将粳米、人参片、肉桂、龙眼肉放入锅中同煮，煮熟后撒入适量红糖即可出锅。

【功效】温通心阳，补益心肾。肉桂温补心肾；人参补气助阳；龙眼肉益气补心，温里助阳。本品适用于心肾阳虚的冠心病患者。

第七节 前列腺增生

一、基本概念

良性前列腺增生是指中老年男性组织学上前列腺间质、腺体成分的增生和解剖学上前列腺的增大，以尿动力学上的膀胱出口梗阻和临床上主要表现的下尿路症状为特征的一种疾病。其临床主要表现为尿频、尿急、尿失禁及夜尿增多等。

前列腺增生的发生是一个长期、缓慢、复杂的过程，其具体形成机制尚不清楚，目前医学界较为公认的两个相关因素是年龄增长和正常睾丸功能。下尿路症状是影响和降低生活质量最为普遍的原因，大部分老年男性至少存在一种下尿路症状。

前列腺增生逐渐发展会引发其他疾病，如尿潴留、膀胱结石、肾积水等，因此需引起重视。

二、辨证论治

中医学理论中没有"前列腺增生"的概念，依其临床症状与体征，可归类于"癃闭"范畴。其基本特征为小便量少，排尿困难，甚则小便闭塞不通等。癃闭，主要是由于外邪侵袭、饮食不洁、情志内伤、尿路阻塞、体虚久病所致，基本病机是膀胱气化功能失调。癃闭的中医辨证分型有多种，参考《良性前列腺中西医结合诊疗指南》及近期临床研究，主要可分为肾阳不足证、膀胱湿热证、肝郁气滞证、脾气不升证、浊瘀阻塞证。

肾阳不足证：小便不通或点滴不爽，排尿无力，面白，精神萎靡，神气怯弱，畏寒肢冷，腰膝酸软无力；舌淡胖，苔薄白，脉沉、细弱。

膀胱湿热证：小便点滴不通，或量极少而短赤灼热，腹胀，口苦口黏腻，或口渴不欲饮，或大便不畅；舌红，苔黄腻，脉濡数。

肝郁气滞证：小便不通，或通而不爽，情志抑郁，或多烦善怒，胁腹胀满；舌红，苔薄黄，脉弦。

脾气不升证：时欲小便而不得出，或量少而不畅，伴小腹坠胀，神疲乏力，食欲不振，气短而语声低微；舌淡，苔薄，脉细、弱。

浊瘀阻塞证：小便点滴而下，时有排尿中断，甚则阻塞不通，小腹胀满疼痛；舌紫暗，或有瘀点、瘀斑，脉涩。

三、饮食注意

脾肾阳虚、痰湿内蕴的人群不宜食用生冷、黏腻而不易消化的食物，如冰激凌、糍粑、螃蟹、寒凉水果等，以防耗伤阳气。肝郁气滞证的人群，可适当食用酸甜开胃之物，酸入肝，有利于疏调气机，开胃顺气。浊瘀阻塞的人群体内多有痰湿瘀血，不宜过多食用寒凉水果及油腻食物。

四、食疗食谱

1. 肾阳不足证

（1）韭菜炒豆芽

【食材】绿豆芽 200 克，韭菜 100 克，生姜 5 克。

【做法】

①将绿豆芽放入凉水中淘净，捞出备用。韭菜择去残叶，切成小段，生姜拍碎，切末。

②热锅中倒入 5 毫升植物油，葱、蒜、姜末炒香，加豆芽翻炒 5 分钟。

③倒入韭菜段，加入调味品即可享用。

【功效】补肾阳，利水道。绿豆芽含具有清热、利水、消肿之功；韭菜补肾壮阳，与豆芽搭配，补肾壮阳，通利水道。《备急千金要方》中记载："韭菜味辛酸温涩，无毒，辛归心，宜肝。可久食，安五脏，除胃中热。"本品适用于肾阳不足，水饮不化所致尿频、尿少、尿痛的人群食用。感冒发热、咳嗽、咽喉肿痛、阴虚火旺而手足心烦热者不宜食。

（2）黄酒炖公鸡

【食材】嫩公鸡 1 只（约 1 斤），黄酒 500 ～ 600 毫升，花椒、盐、油各适量。

【做法】

①嫩公鸡去毛、清理内脏，洗净切块。

②锅中放油烧热，将花椒、鸡块放入油锅，煸炒至表面略黄。

③倒入黄酒，盖住鸡肉，慢火炖至鸡肉熟烂，加盐调味起锅。

【功效】补肾助阳，活血通脉。公鸡肉补血益气，强身健体；黄酒性大热，可通经活络、厚肠胃、温脾肾、散寒湿。本品适用于肾阳不足所致尿频、尿少、小便不通、精神萎靡、畏寒肢冷、腰膝酸软无力的人群食用。感冒发热、咳嗽、咽喉肿痛、阴虚火旺而手足心烦热者忌食。

2.膀胱湿热证

（1）绿豆土茯苓薏米粥

【食材】大米500克，绿豆200克，薏米200克，土茯苓15克，冰糖5克。

【做法】

①绿豆、薏米洗净，清水浸泡2小时。土茯苓洗净切片。

②将食材、大米放入锅中，加水2500毫升，小火煮2小时。

③加冰5克糖调味，再煮5分钟即可。

【功效】解毒，利尿，除湿。绿豆清热解毒，利水；薏米利水渗湿、清热排脓，是清除湿热常用食材。《备急千金要方》中记载绿豆"味甘咸温平涩，无毒。主寒热，热中，消渴，止泄利，利小便，除吐逆，卒澼下、腹胀满"。本品适用于膀胱湿热所致小便赤涩疼痛、尿频、排尿困难、淋浊等症。

（2）滑石粥

【食材】滑石细粉20克，瞿麦10克，大米适量。

【做法】

①用纱布包裹滑石细粉，与瞿麦一同放入锅中，加水600毫升，中火煎30分钟，取汤液备用。

②大米、汤液、适量水，一同入锅煮粥，热食。

【功效】清热利湿，利尿通淋。滑石性寒而滑，能清膀胱湿热、通利水道；瞿麦苦寒，能清湿热、利水通淋；米谷顾护中焦，使其无伤脾胃之忧。本品适用于膀胱湿热之尿频尿急、小便短涩、灼热刺痛、尿黄味臭、少腹拘急等症。

3.肝郁气滞证

（1）延胡索佛手茶

【食材】延胡索 15 克，佛手 15 克，山楂 15 克。

【做法】将药材洗净，开水冲泡代茶饮。

【功效】行气活血，化滞止痛。延胡索活血行气止痛；佛手疏肝理气，和胃止痛；山楂消食化积，活血散瘀。本品适用于肝郁气滞型前列腺增生患者食用。

（2）金玫饮

【食材】郁金 10 克，金钱草 15 克，干玫瑰花 6 克，冰糖适量。

【做法】

①郁金、金钱草、冰糖加水煎汤 20 ~ 30 分钟。

②关火后放入玫瑰花，加盖焖泡 10 分钟，代茶饮。

【功效】行气解郁，凉血清热，利尿通淋。郁金性辛，味苦寒，有行气开郁、凉血清心、活血止痛的功效；玫瑰花性温，可行气解郁、和血散瘀；金钱草味甘淡，能利水通淋、除湿退黄、解毒消肿、排结石。本品适用于气郁化热之小便不通、通而不爽、小便疼痛、情志抑郁、多烦善怒、胁腹胀满、舌红脉弦等。

4. 脾气不升证

（1）莲米茯菟粥

【食材】小米 100 克，茯苓 20 克，白术 15 克，菟丝子 15 克，莲子 15 克。

【做法】

①将茯苓、白术研为细末。

②加水 1500 毫升，小米、茯苓、白术、菟丝子、莲子同煮成粥即可。

【功效】健脾助阳，化气利水。茯苓甘淡平，可健脾利水渗湿；白术补气燥湿健脾，两者相配增强了补气健脾之功。菟丝子补肾。本品适用于脾气虚弱所致小便时欲出而不得出，或量少不畅，伴小腹坠胀、遗尿尿频、倦怠乏力、心慌头晕、纳少便溏、健忘等症。

（2）山药芡实粥

【食材】山药 50 克，芡实 50 克，大米 50 克。

【做法】

①山药洗净去皮，切块捣碎。芡实打碎。

②山药、芡实、大米同入锅中，加水适量，煮粥。

【功效】补益脾肾，除湿止带，固精止遗。山药益气养阴，补肺脾肾，治诸虚劳百损；芡实归脾、肾经；米谷可补中益气。三者同用，增强补益脾肾之功。本品适用于脾气虚弱、湿浊下流所致小便时欲出而不得出，或量少不畅，伴小腹坠胀、遗尿尿频、倦怠乏力、纳少便溏、健忘等症。

5. 浊瘀阻塞证

（1）桃仁木耳墨鱼汤

【食材】墨鱼干适量，桃仁 10 克，黑木耳 10 克，少许盐。

【做法】

①墨鱼用淡盐水变软，洗净切条。黑木耳泡软。桃仁（去皮尖）捣碎。

②黑鱼条、木耳、桃仁一同煮熟。

【功效】行瘀散结，通利水道。墨鱼味咸、微温，归入肾经，可益气补肾、健脾利水、养血活血；桃仁活血祛瘀、润肠通便，大便通则小便自利，《本草经解》中记载"桃仁甘以和血，苦以散结，则瘀者化，闭者通，而积者消矣"；黑木耳补肾养血，化浊通便。本品适用于小便点滴而下、时有排尿中断、甚则阻塞不通、小腹胀满、便秘疼痛等症。

（2）益母草茯苓汤

【食材】益母草 30 克，茯苓 15 克。

【做法】益母草、茯苓加水煎煮 30 分钟，代茶饮。

【功效】活血利尿。益母草是治疗前列腺增生症的良药。前列腺增生好发于老年人，主要病机为气虚、瘀痰湿滞。茯苓健脾祛湿，利尿；益母草辛苦开泄，能活血祛瘀、解毒、通经利尿；合用则化湿化瘀并举。本品适用于小便疼痛、点滴而下、时有排尿中断、甚则阻塞不通、小腹胀满等症。

📖 知识链接

　　人体的水液代谢与血液循环密切相关。现代研究证明，化瘀药与利水药能有效改善前列腺体的血液循环，促进腺体组织的新陈代谢。

第八节　支气管哮喘

一、基本概念

　　支气管哮喘是一种以慢性气道炎症和气道高反应性为特征的肺系疾病，以反复发作的咳嗽、喘息、气促、胸闷为主要临床表现，严重时可出现颜面与四肢末端发绀的症状。

　　临床上支气管哮喘容易和肺结核混淆。肺结核的主要表现为咳嗽、咳痰、甚则咯血、胸痛、盗汗、午后潮热、疲乏、体重减轻。二者需要鉴别，因此一般情况下，出现支气管哮喘需要及时到医院检查，通过各项专科检查来确诊疾病。

二、辨证论治

本病病因主要与感受外邪（外因）和肺、脾、肾三脏亏损（内因）有关。其病位在肺，病机主要为痰饮内伏，感外邪而发，相互搏结，阻塞气道，发为哮喘。

气喘有虚实证候之分，实喘多表现为喘息声高，呼吸气粗，胸闷胁胀，呼出为快，脉实有力；虚喘多表现为喘息声低，呼吸气弱，动则喘甚，长吸为快，脉虚弱。若久病不愈，邪实正虚，严重者可出现阳气外脱的危险证候，可表现为呼吸不畅、面白肢冷、冷汗淋漓、脉微欲绝等。

由于体质不同，感受邪气不同，疾病有寒热、虚实的不同，且互相可以转化，发作期以邪气实为主，重点在于辨寒热。迁延期哮喘症状虽有所减轻，但尚未完全平息，时作时止，故应辨邪正虚实。缓解期应辨脏腑，重点辨肺、脾、肾之虚实。

寒性哮喘，主要表现为咳喘急促，喉间哮鸣，痰稀量多，或为泡沫，可伴有恶寒喜温，发热无汗，口不渴或渴喜热饮，面色晦滞，舌淡红，苔白滑，脉浮紧，指纹红等。

热性哮喘，主要表现为咳喘急促，声高气粗，痰稠色黄，难以咳出，痰鸣如吼，渴喜冷饮，身热面赤，舌质红，舌苔黄，脉滑数，指纹紫等。

外寒内热证，主要表现为咳喘气急，喉间痰鸣，痰黏难咳出，胸口满闷，心烦易怒，可伴有恶寒发热，无汗头痛，面赤唇干，夜寐不宁，舌质红，舌苔薄白或黄，脉滑数或浮紧，指纹浮红或沉紫等。

正虚痰恋证，主要表现为咳喘时发时止，静时不发，稍劳则喘促痰鸣，遇寒加重，喘声低下，畏风自汗，食少腹泻，苔薄白或薄腻，脉弱，指纹淡滞等。

肾虚痰恋证，主要表现为咳喘气促，时有一止，喉间痰鸣，胸满呛咳，痰稀易咳，四肢不温，神倦懒言，夜尿频繁，舌质淡，苔薄白或白腻，脉细弱或沉迟，指纹淡等。

肺脾气虚证，主要表现为咳喘乏力，畏风自汗，脘腹痞满，少气懒言，食少便溏，舌质淡胖，脉细软，指纹淡等。

脾肾阳虚证，主要表现为咳喘声低，动则喘甚，咳嗽乏力，面色苍白，畏寒喜温，四肢不温，下肢痿弱，甚则遗尿，舌质淡，舌苔薄白，脉细弱，指纹淡等。

肺肾阴虚证，主要表现为咳喘无力，时有咳嗽，痰少而黏，咽干不爽，汗出黏腻，入夜尤甚，形体瘦削，舌红少津，舌苔花剥，脉细数，指纹淡红等。

哮喘病情易反复发作，重在预防，平时多表现为肺、脾、肾虚弱之候，故应重视补益肺脾，补肾纳气，化痰理饮，疏通气机。注意气候变化，做好防寒保暖工作，提高机体卫外御邪之力。

三、饮食注意

支气管哮喘食材以健脾补肾、肃肺平喘为主，具体则应根据体质和证候，挑选合适的食材，如宣肺降气的杏仁、白萝卜、川贝母、枇杷叶；养阴润肺的银耳、冰糖、雪梨、蜂蜜；

补中益肺的豆腐、糯米、山药、南瓜、小米、黄豆；补肾平喘的核桃、芝麻、黑豆、板栗；利湿健脾的茯苓、鲤鱼、鲫鱼、薏苡仁、莲子、芡实。

禁食冰冷、油腻、辛辣、刺激性食物，若患者对特定食物如芒果、虾、蟹、海鱼等过敏，注意避免食用；忌过饱、过咸、过甜。

由于证候类型较多，食疗方各举一个以供参考。食疗方主要运用于慢性缓解期，急性发作期应及时就医用药，避免延误病情。

四、食疗食谱

1. 寒性哮喘

杏仁薄荷粥

【食材】杏仁 20 克，鲜薄荷 10 克，粳米 100 克。

【做法】

①杏仁去皮尖，切碎，鲜薄荷洗净切碎。

②杏仁放入锅内，加水 1000 毫升，大火煮 10 分钟，再加入 100 克粳米，改小火继续炖煮 20 分钟后，加入薄荷，继续小火煮 10 分钟，出锅。

③趁热代餐顿服。

【功效】宣肺散寒，化痰平喘。薄荷味辛，性凉，可宣散风热，清利头目。杏仁味苦，性微温，可降气化痰，止咳平喘，《神农本草经》中载其可"主咳逆上气雷鸣，喉痹"。粳米味甘，性平，可补气健脾，除烦止泻。诸物同用，共奏宣肺散寒、化痰平喘之功。本品适用于外感风寒所致支气管哮喘。

2. 热性哮喘

凉拌三鲜

【食材】竹笋 30 克，马蹄 40 克，海蜇 50 克，少许调料。

【做法】

①竹笋洗净，切丝；马蹄切成片；海蜇用凉水泡发后切丝。

②将竹笋、马蹄、海蜇分别热水焯熟后取出，置于同一容器中加入调料搅拌。

③冷藏后配餐服用。

【功效】清热宣肺，化痰止喘。竹笋味甘，性寒，可清热消痰，利尿消肿。马蹄味甘，性寒，可清热生津，化痰消积。海蜇味咸，性平，可清热化痰，消积润肠。诸物同用，共奏清热宣肺、化痰止喘之功，主治热性支气管哮喘。

3. 外寒内热证

杏仁粥

【食材】杏仁 15 克（生杏仁有小毒，宜炒熟食用），粳米 50 克。

【做法】

①将杏仁去皮、尖，加水研磨滤汁。

②用该汁与粳米共入锅中煮粥。

③小火煮粥 30 分钟，作餐食用。

【功效】解表清里，降气平喘。杏仁味苦，性温，能宣肺散寒，降气平喘；粳米味甘，性平，可益气、生津、和中。二物合用，共奏散寒清里、降气平喘之效。本品适用于外寒内热之哮喘。

4. 正虚痰恋证

芡实茯苓粥

【食材】芡实 15 克，茯苓 10 克，大米 100 克。

【做法】

①芡实和茯苓洗净，切碎。

②将芡实与茯苓放入锅中，加 1000 毫升水后用大火煮 10 分钟。

③再于锅中加入大米，用小火煮 20 分钟后出锅。

④代餐服用。

【功效】温中行气，健脾祛湿。芡实味微甘，性平，固肾填髓，运脾化湿；茯苓味甘，性平，健脾化湿，行气利水；大米味甘，性平，可补气健脾，除烦止泻。诸物同用，共奏补中益气、润肺化痰之效。主治中气不足，痰浊内阻所致的哮喘症状。

5. 肾虚痰恋证

茸陈鸡肉汤

【食材】鹿茸 5 克，高丽参 10 克，陈皮 5 克，鸡肉 100 克（以鸡胸肉为佳），少许调料。

【做法】

①将高丽参洗净切片，鹿茸洗净切成两段，鸡肉洗净切成小粒，陈皮洗净。

②将所有材料放入炖盅以小火隔水炖 3 小时，再下陈皮炖 10 分钟，少许调味即可。

③佐餐服用。

【功效】补肾益精，理气化痰。高丽参味甘，性温，补肾培元，填精益髓；鹿茸味甘、咸，性温，可暖肾益精，补气养血；陈皮味苦，性温，可燥湿温中，行气化痰；鸡肉味甘，性温，填精益髓，温中行气。诸物合用，共奏补肾益精、理气化痰之功。主治肾精亏损、痰浊内生所致的哮喘症状。

6. 肺脾气虚证

雪梨粥

【食材】雪梨1～2个，大米30～50克，杏仁、冰糖适量。

【做法】

①雪梨洗净，果肉切片。

②大米淘净，入锅中，加水，加入杏仁、冰糖。

③煮成粥，代餐服用。

【功效】补气宁心，润肺平喘。雪梨味甘，性凉，可生津止渴，清热化痰；杏仁味苦，性温，可降气化痰，止咳平喘；冰糖味甘，性平，可补中益气，健脾和胃；大米味甘，性平，可补气健脾，除烦止泻。诸物同用，共奏补气健脾、益气润肺之效。主治脾肺气阴不足所致的哮喘症状。

7. 脾肾阳虚证

干姜杏仁粥

【食材】干姜6克，杏仁10克，粳米100克。

【做法】

①将干姜洗净，切成片，杏仁洗净去皮，粳米洗净，一同放入锅中。

②锅中加1000毫升水，先用大火煮至沸腾，后转小火继续焖煮30分钟。

③代餐服用。

【功效】温肺化饮，滋肾降气。干姜味辛，性热，温肺化痰，行气散寒；杏仁味苦，性微温，可止咳平喘，润肠通便。粳米能益气和中。诸物合用，共奏温肺化饮、纳气平喘之效。主治脾肾阳虚所致之哮喘。

8.肺肾阴虚证

枸杞银耳羹

【食材】枸杞 25 克，银耳 150 克，少许冰糖。

【做法】

①将枸杞子、银耳洗净，去除杂质，凉水泡发。

②将银耳和冰糖放入锅内，加水 1000 毫升，小火煨炖 20 分钟，再加入枸杞子继续煨炖 10 分钟。

③炖至银耳成糊状即可出锅。

【功效】滋阴润肺，清热化痰。枸杞味甘，性平，滋肾润肺，补肝明目；银耳味甘，性淡，补肺养阴，益气生津；冰糖味甘，性平，补中健脾，益气和胃。诸物合用，同起滋阴润肺、清热化痰之功。主治肺肾阴虚所致哮喘。

第九节　慢性鼻炎

一、基本概念

慢性鼻炎可参考中医中的"鼻鼽"，临床表现主要为鼻痒、鼻塞、流涕、喷嚏频作、嗅觉下降、鼻黏膜水肿，可能伴有眼痒、结膜充血等症状。研究发现，引起慢性鼻炎的原因与细菌感染，长期吸入有害粉尘和气体，以及机体自身免疫功能紊乱有关。

慢性鼻炎是耳鼻咽喉科常见疾病，宜尽早治疗，防止因长期慢性鼻炎而继发其他病症如慢性鼻窦炎、慢性扁桃体炎、鼻甲肥大、鼻息肉、腺样体肥大等。同时应养成良好卫生习惯，做好外出防护措施，适当进行体育锻炼，合理调控饮食，从而提高免疫力。

二、辨证论治

该病病因分为内因与外因，内因责之于个人先天禀赋差异，肺、脾、肾等脏腑虚损，卫外不固，外因责之于风、寒、异气之邪侵犯鼻窍。

肺气虚寒证主要表现为鼻痒，喷嚏频作，清涕不止，遇寒加重，形寒畏风，气怯声低，易感寒咳嗽。

肺脾气虚证主要表现为鼻痒，喷嚏频作，体质瘦弱，食少腹胀，大便溏薄，面白少华。

肺肾两虚证主要表现为鼻痒，喷嚏频作，久咳不止，发育迟缓，体型瘦小，畏寒肢冷，容易感冒、咳嗽、气喘、自汗。

肺经伏热证主要表现为鼻痒，喷嚏频作，鼻息粗热，或伴有咳嗽，痰稠色黄。

三、饮食注意

患有慢性鼻炎的患者饮食宜以健脾补肺为主，宜食用红枣、猪鼻、猪肺、黑豆、防风、紫苏叶、薄荷、糯米、山药、黄芪、生姜、桑叶、党参、莲子、羊肉、葱白等药食材所做的食物。不宜食生冷，尤其是冰镇饮料、冰激凌、寒性水果（火龙果、西瓜）。不宜食用辛燥、油腻食物，如烧烤、炸鸡。

四、食疗食谱

1. 肺气虚寒证

（1）辛夷花煲猪鼻

【食材】辛夷花 10 克，猪鼻子 1 只。

【做法】

①猪鼻子洗净，倒入冷水，使用料酒去其腥味。大火熬煮半小时后，盛出加冷水。

②将干净的猪鼻子与辛夷花一起放入砂锅，煮汤食用。

【功效】散寒，祛风，通窍。辛夷花味辛，性温，可祛风、通窍；猪鼻子味甘，性平，有滋阴润燥的功效。两者合用可达滋阴补肺、散寒通窍之功。本品适用于肺气虚寒而频繁感冒的慢性鼻炎患者。

（2）白芷神仙粥

【食材】葱白 7 根，生姜 5 大片（捣碎），白芷 10 克（研成细末），白糯米 30 克。

【做法】糯米与水 1000 毫升煮粥，半熟时加葱白、生姜后煮熟。出锅前，加老醋 50 毫升，乘热饮之，汗出而愈。若患者腹胀、不欲饮食，则单用葱、姜煎水约 5 ～ 8 分钟，不宜久煮，汤汁加入米醋，热服。

【功效】散寒解表，宣肺通窍。糯米补养气血；葱姜发散寒气；白芷辛香升浮温散，归入肺、胃经，能够宣散肺胃寒邪，解表祛风通鼻窍，燥湿消肿排脓，《本草纲目》记载白芷能够治疗"鼻渊、鼻衄、齿痛、眉棱骨痛"；醋酸收敛，散中有收。全方在"神仙粥"基础上加一味白芷，共奏扶正祛邪、发汗宣肺、解表散寒之功，可用于季节变化时遇寒加重的鼻炎患者，或者风寒感冒后诱发鼻炎的患者。

2. 肺脾气虚证

（1）苏叶黑豆汤

【食材】黑豆 20 克，紫苏叶 20 克，红枣（掰开）15 克。

【做法】

①黑豆下锅炒，豆衣爆开后，加入适量水，加入紫苏叶、红枣。

②煎煮豆烂，枣熟后，出锅饮用。

【功效】疏散风寒，健脾固表。黑豆味甘，性平，有滋养补血、清热解毒、散寒祛风的功效；紫苏叶味辛，性温，可解表散寒、行气和中；红枣味甘，性温，能够健脾益胃、补气养血。三者合用可疏散风寒，健脾固表。本品适用于肺脾气虚而频繁感冒的鼻炎患者。

（2）山药莲子粥

【食材】山药 100 克，莲子 30 克，糯米 30 克，红枣 5 个。

【做法】

①莲子水泡软去心，山药洗净切小块，大枣掰开去核，糯米淘洗干净。

②锅中加入适量清水，将糯米放入 1000 毫升水中煮沸，再放入山药块、红枣、莲子，煮成粥即可。

【功效】健脾补肺。山药补益肺脾气；莲子补脾固肾，益肾养心；红枣补气养血。本品适用于肺脾气虚而体质虚弱的鼻炎患者。

3. 肺肾两虚证

（1）鳝鱼煲猪肾

【食材】黄鳝 250 克（切段），猪肾 100 克，白芷 30 克。

【做法】

①黄鳝、猪肾洗净切段后，倒入冷水，料酒、生姜去腥。

②加入白芷，煲熟后调味食用。

【功效】温肺补肾，通鼻利窍。黄鳝肉味甘，性温，有补中益血、治虚损之功效；猪肾味甘，性平，具有补肾疗虚、生津止渴的功效；白芷味辛，微甘，芳香通窍，辛散祛风，为芳香调味品。三者合用可达温肺补肾、通鼻利窍之功，适用于肺肾两虚的鼻炎患者。

（2）核桃山药粥

【食材】铁棍山药 250 克，核桃仁（捣碎）、黑芝麻油、粳米各适量。

【做法】

①大米淘净，加水煮粥。

②山药洗净切块，核桃仁捣碎，于粥半熟时加入。

③出锅滴入适量香油。

【功效】补益肺肾。山药补益肺脾肾；黑芝麻油养阴润肺，滋肾；核桃补益肺肾，纳气平喘；大米补中益气。本品适用于肺肾两虚的鼻炎患者。

4. 肺经伏热证

（1）鸡冠花炖肺

【食材】鲜鸡冠花 20 克，猪肺适量（不可灌水）。

【做法】

①将猪肺加水炖煮，猪肺将熟时再加入鲜鸡冠花共煮 10 分钟。

②加入适量调味品即成。

【功效】清宣肺气，通利鼻窍。鸡冠花味甘，性凉，具有清热解毒之效；猪肺味甘，性寒，可清热补肺。两者合用可达清解肺热、宣肺通窍之效，适用于肺经伏热的鼻炎患者。

（2）桑薄杏仁茶

【食材】桑叶5克，薄荷5克，杏仁10克。

【做法】

①杏仁捣碎，加水煎煮30分钟。桑叶、薄荷用沸水浸泡10分钟。

②二者兑匀，代茶饮。

【功效】疏风透热，宣肺通窍。桑叶疏风散热，凉血润肺；薄荷芳香通窍，化湿醒脾，发散郁热；杏仁宣肺散寒，润肺降气。本品适用于风热外袭及肺经伏热型慢性鼻炎患者。

第十节 慢性湿疹

一、基本概念

湿疹是一种临床常见的具有明显渗出倾向的过敏性炎症性皮肤病，中医学称之为"湿疮""浸淫疮"。慢性湿疹从急性湿疹迁延而来，主要表现为褐红色、多形性皮损，界线较为清楚，可呈苔藓样变，易渗出，瘙痒难耐，反复发作，时轻时重，可伴有丘疹、疱疹、痂皮，可发于任何部位，多见于头面部、耳后、四肢、外阴等处。本病发生与多种因素有关，主要与湿邪相关。

二、辨证论治

主要分为三大类型，即湿热俱盛证、脾虚湿蕴证、血虚风燥证。

湿热俱盛证，主要表现为发病较快，皮损常见红斑、丘疹、水疱、糜烂，抓破后黄水淋漓，浸淫成片。

脾虚湿蕴证，主要表现为发病缓慢，皮疹暗红不鲜，伴有纳差、腹胀、便溏。

血虚风燥证，主要表现为病程日久，皮损反复发作，皮肤粗糙肥厚，皮疹干燥、脱屑。

三、饮食注意

建议食用健脾利湿、养血的食物，宜食茯苓、薏苡仁、绿豆、荷叶、赤小豆、黑豆、陈皮、当归、鳝鱼、鲫鱼、鲤鱼、葱白、生姜。不宜食辛辣燥热之品及易过敏食物。海鲜过敏体质者，避免食用鱼、虾、蟹。

四、食疗食谱

1.湿热俱盛证

（1）马齿苋绿豆粥

【食材】绿豆50克，大米100克，鲜马齿苋100克，生姜皮适量。

【做法】

①绿豆提前用清水浸泡半天，大米淘净，马齿苋洗净切碎。

②大米与绿豆入锅加水煮粥。

③粥半熟时加入鲜马齿苋，小火煮至熟烂。

④出锅前10分钟加入生姜皮。

【功效】清热利湿，凉血解毒。马齿苋长于清热利湿、解毒凉血；绿豆长于清热解毒；取大米和中养胃、生姜皮宣散水气，防止清热之品加重湿邪之滞；共达清热凉血、解毒利湿之效。本品适用于湿热俱盛证的湿疹人群。

（2）海带冬瓜皮汤

【食材】干海带5片，冬瓜皮、生姜末、植物油各适量。

【做法】

①冬瓜皮洗净，海带泡软洗净切丝。

②锅中倒入少量植物油，加入生姜末炒香，放入适量清水、冬瓜皮、海带丝，熬制成汤。

【功效】清热利湿。冬瓜皮有清热、利水、消肿的作用，海带有清热利湿、化痰软坚的作用。本食疗方不仅适宜慢性湿热型湿疹人群服用，亦适宜长期高血脂、体质湿热的人群食用。

2. 脾虚湿蕴证

（1）薏苡仁粥

【食材】薏苡仁50克，小米50克，白糖适量。

【做法】

①将薏苡仁、小米洗净。

②锅中加入适量清水，放入薏苡仁和小米。

③小火慢煮，粥快熟时加入白糖稍煮沸即可。

【功效】健运脾胃，除湿止痒。薏苡仁味甘淡，气微凉，能健脾祛湿；小米味甘，性凉，具有和中益胃、除热、解毒等功效。诸物合用可健脾除湿、凉血解毒，适用于脾虚湿蕴的湿疹人群。

（2）茯苓粥

【食材】茯苓细粉 15 克，大米 50 克。

【做法】茯苓研磨细粉，与大米煮粥，热服。

【功效】健脾宁心，利水渗湿。茯苓甘淡性平，利水而不伤气，为利水渗湿之要药，又入心、脾经，可健脾、宁心、安神；大米补益中气，顾护中焦。二者同用，既健脾和胃，又利水渗湿。本品适用于脾虚湿蕴的湿疹人群。

3. 血虚风燥证

（1）当归鳝鱼汤

【食材】当归 15 克，旱莲草 10 克，黄鳝 1～2 条，姜、醋、盐适量。

【做法】

①新鲜黄鳝剖杀，冲洗血水，弃内脏不用，改刀切至肉块。

②锅中加入适量清水，加入鳝肉块和姜。

③大火煮沸，放入当归、旱莲草，转小火炖煮 1 小时，出锅时加入适量盐和醋即可。

【功效】养血活血，祛风止痒。当归性温，可补血活血，去瘀生新，被称为血中之圣药；旱莲草补益肝肾，滋阴凉血；黄鳝肉味甘性温，有补中益血、治虚损的功效。本品适用于血虚风燥的湿疹人群。

（2）党参桑叶红枣茶

【食材】党参5克，桑叶5克，红枣（掰开去核）3枚。

【做法】上三味沸水加盖焖泡15分钟，或煎煮15分钟，代茶温服。

【功效】补气养血，凉血活血。党参补气生血，扶正祛邪；桑叶宣散肺经郁热，疏风凉血；红枣补气生血。本品适用于血虚风燥偏气血不足的湿疹人群。

参考文献

［1］袁尊山.丁香与郁金同用的体会［J］.辽宁中医杂志，1980，7（7）：45.

［2］陈恳.试论《金匮》后三篇的学术价值［J］.四川中医，1983（5）：5-7.

［3］常敏毅．"十九畏"的药理学研究：急性毒性实验［J］.中药通报，1985，10（12）：40-42.

［4］龚廷贤.寿世保元［M］//孙洽熙等点校.北京：中国中医药出版社，1993.

［5］王天益，丁衡君，毛建宇.生理和病理条件下葱蜜酒配伍禁忌的实验研究［J］.四川农业大学学报，1994，5（1）：5-6.

［6］项长生点校，徐春甫著.古今医统大全：上［M］.合肥：安徽科学技术出版社，1995.

［7］侯加强.谈葱蜜忌食［J］.养蜂科技，1995（4）：31.

［8］葛胜利.十九畏配伍作用的探讨［J］.中药通报·中药理论增刊，1986（1）：216-217.

［9］邵文杰，王宪龄.中药"十九畏"部分药物研究总结报告［J］.河南中医，1995，15（2）：121.

［10］毛晓健，汪均植，毛小平，等.丁香郁金配伍的药理研究［J］.云南中医学院学报，1998（3）：2-5.

［11］杨秀英，毛小平，毛晓健，等.丹参、苦参、玄参与藜芦配伍前后对血压的影响［J］.云南中医学院学报，1998

（S1）：47-57.

［12］国家中医药管理局《中华本草》编委会.中华本草［M］.
上海：上海科学技术出版社，1999.

［13］崔军，于向东.中风恢复期的药膳食疗［J］.中国食物与
营养，2001（5）：42-45.

［14］陈美惠.张仲景养生思想及养生方法研究［D］.北京中
医药大学，2002.

［15］曹庭栋.老老恒言［M］//杨柏柳，尚桂枝注释；白恒慧
校译.赤峰：内蒙古科学技术出版社，2002.

［16］卫生部关于进一步规范保健食品原料管理的通知［J］.
中国卫生法制杂志，2002（2）.

［17］陈直.寿亲养老新书［M］//邹铉增续；张成博等点校.天
津：天津科学技术出版社，2003.

［18］张爱珍.医学营养学［M］.北京：人民卫生出版社，
2003.

［19］王慕同.小儿常见病饮食调养与食疗方［M］.北京：金
盾出版社，2004.

［20］张辉，范姗姗，谢剑英，等.葱汁与蜂蜜共同灌胃对小白
鼠的毒性［J］.徐州医学院学报，2005（3）：36-38.

［21］望岳.糖尿病健康饮食指南［M］.石家庄：河北科学技
术出版社，2007.

［22］靳琦，王琦.中医"治未病"说略［J］.北京中医药大学
学报，2007（11）：725-728.

［23］刘哲峰.对试析古代中医食忌的成因和内涵［J］.中国中
医基础医学杂志，2007，13（8）：625-626.

［24］徐平.《伤寒杂病论》中的食疗思想及应用方法研究［D］.

北京中医药大学，2008.

［25］陈晓迪.食疗类本草古籍的历史考察［D］.中国中医科学院，2008.

［26］徐平.《伤寒杂病论》中的食疗思想及应用方法研究［D］.北京中医药大学，2008.

［27］范良智.小议食物相克［J］.湖南农业，2009（02）：11.

［28］贾海骅，赵红霞.饮食过杂思考［J］.北京中医药大学学报，2009，9（9）：588-589.

［29］姜超，孟宪生，包永睿，等.基于药效物质基础的肉桂和赤石脂相畏研究［J］.中国实验方剂学杂志，2011，17（12）：99-101.

［30］贺习耀.辩证看待食物相克努力倡导膳食平衡［J］.四川烹饪高等专科学校学报，2011（5）：37-37.

［31］柴可夫，谷英敏，马纲.中医食性视野下食养发展刍议［J］.中华中医药学刊，2011，29（1）：5-6.

［32］刘颖，武传文，赵春杰，等.甘草与海藻配伍对甘草高效液相指纹图谱的影响［J］.辽宁中医药大学学报，2011，13（10）：235-238.

［33］杨星福.浅述《伤寒论》中的治未病思想［J］.中医临床研究，2011，3（4）：55.

［34］吴翠珍，张先庚.营养与食疗学［M］.北京：中国中医药出版社，2012.

［35］谢福恩.药食同源药膳食疗实用手册［M］.广州：广东科技出版社，2012.

［36］刘云翔，钟赣生，李怡文，等.海藻与甘草反药组合的研究述评［C］.第五届全国临床中药学学术研讨会论文

集 .2012：233-239.

［37］许彦臣，刘艳骄，孙书臣，等 . 嗜睡中医临床评价初步研究［J］. 中国中医基础医学杂志，2013，19（7）：753-757.

［38］范冠杰 . 中西医结合慢性病防治指导与自我管理丛书糖尿病［M］. 北京：人民卫生出版社，2013.

［39］柴可夫，马纲 . 中国食材考［M］. 北京：中国中医药出版社，2013.

［40］向红丁 . 向红丁糖尿病饮食＋运动［M］. 北京：中国轻工业出版社，2014.

［41］王启才 . 药膳食疗治百病［M］. 西安：西安交通大学出版社，2014.

［42］王绪前 . 中医食疗［M］. 北京：中国中医药出版社，2015.

［43］董美绣，贺鹭 .26 例痛风患者的病理分析及预防［J］. 中国医药指南，2015（3）：72-73.

［44］冷雪，谷丽艳，朱芳 .2 型糖尿病中医证型流行病学调查及其中医病因病机初探［J］. 中华中医药杂志，2015，30（3）：732-735.

［45］高立超，李清记 . 仲景源中医食方食品丛书：药食同源本草素食方库［M］. 上海：上海科学技术文献出版社，2016.

［46］蒲传强，崔丽英，霍勇 . 脑卒中内科治疗［M］. 北京：人民卫生出版社，2016.

［47］谢梦洲，朱天民 . 中医药膳学［M］. 北京：中国中医药出版社，2016.

［48］施洪飞，方泓.中医食疗学［M］.北京：中国中医药出
版社，2016.

［49］谈勇.中医妇科学［M］.北京：中国中医药出版社，
2016.

［50］先小乐，肖相如.中医治未病理论溯源［J］.河南中医，
2016，36（6）：957-959.

［51］张影，兰天野，吕志国，等.中医治未病思想在慢病防
治管理模式中的运用［J］.长春中医药大学学报，2016，
32（6）：1274-1275.

［52］王者悦.中国药膳大辞典［M］.北京：中医古籍出版社，
2017.

［53］黑峥峥.十九畏之肉桂与赤石脂同方配伍规律研究［D］.
南京中医药大学，2017.

［54］张伯礼，吴勉华.中医内科学［M］.北京：中国中医药
出版社，2017.

［55］许华.中医育儿丛书药膳食疗育儿壮［M］.北京：中国
中医药出版社，2017.

［56］张晔.糖尿病饮食宜忌速查［M］.长春：吉林科学技术
出版社，2017.

［57］方朝晖，仝小林，段俊国，等.糖尿病前期中医药循证临
床实践指南［J］.中医杂志，2017，58（3）：268-272.

［58］李春深.食物相克与药物相克［M］.天津：天津科学技
术出版社，2018.

［59］孟娴，伍振辉，彭蕴茹，等.海藻—甘草反药配伍致大鼠
肾毒性的机制探讨［J］.中草药，2018，49（9）：2076-
2083.

［60］孟斐.怀孕每周一读［M］.天津：天津科学技术出版社，2018.

［61］严仲铠，丁立起.中华食疗本草［M］.北京：中国中医药出版社，2018.

［62］赵能江，杨叔禹，孙文杰，等.《国家基层糖尿病防治管理指南（2022）》中医药内容解读与比较［J/OL］.中国中西医结合杂志：1-4.

［63］尚云青.中医食疗辅助中医药治疗高血压病肝火亢盛证的临床应用探讨［C］.中国凤凰世界中联药膳食疗研究专业委员会第九届学术年会暨国际药膳食疗产业高峰论坛论文集.2018：298-301.

［64］士荣华，牛林敬.中医经典药膳大全［M］.上海：上海科学普及出版社，2018.

［65］蒋红涛，宋伟.活学活用中华药膳［M］.武汉：湖北科学技术出版社，2018.

［66］钟赣生.中药学［M］.北京：中国中医药出版社，2018.

［67］Wang Z, Chen Z, Zhang L, et al. Status of hypertension in China: results from the China hypertension survey 2012-2015［J］. Circulation, 2018, 137(22):2344-2356.

［68］中国高血压防治指南修订委员会，等.中国高血压防治指南（2018年修订版）［J］.中国心血管杂志,2019,24（1）:24-56.

［69］孟娴.中药海藻与甘草配伍致毒增毒作用机理研究［D］.南京中医药大学，2018.

［70］张彩山.饮食宜忌与食物搭配一本全［M］.天津：天津科学技术出版社，2019.

［71］唐炳华，李爱英，杨云，等.简明生物化学［M］.北京：中国中医药出版社，2019.

［72］李时珍.本草纲目［M］//马松源译注.北京：线装书局，2019.

［73］丁瑞，洪权，耿晓东，等.土茯苓治疗小鼠高尿酸血症的机制研究［J］.中国中西医结合肾病杂志，2019，20（2）：6-9.

［74］康艺，蒋力生.饮食养生对痛风病的防治意义［J］.江西中医药大学学报，2019，31（3）：14-16.

［75］马冠生，闫心语.霜降柿与十月蟹能一起吃吗［J］.生命与灾害，2019（11）：38-40.

［76］中华中医药学会心血管病分会.冠心病稳定型心绞痛中医诊疗指南［J］.中医杂志，2019（21）.

［77］银赟.《金匮要略》食忌篇食禁辑释及研究［D］.成都中医药大学，2020.

［78］贾铭.中华烹饪古籍经典藏书：饮食须知［M］.北京：中国商业出版社，2020.

［79］龚海英，陈涤平.中医"治未病"与"未病状态"辨识［J］.中医杂志，2020，61（10）：913-916.

［80］施维，才颖，黄缨.中华颐养书：颐养食方［M］.上海：上海科学技术文献出版社，2020.

［81］王佳丽，修成奎，雷燕，等.肠道菌群与血管衰老关系的探讨与思考［J］.中国中西医结合杂志，2020，40（3）：380-384.

［82］国家药典委员会.中华人民共和国药典一部［M］.北京：中国医药科技出版社，2020.

［83］中国居民营养与慢性病状况报告（2020 年）［J］.营养学报，2020（6）.

［84］杨光，苏芳芳，陈敏.药食同源起源与展望［J］.中国现代中药，2021，23（11）：1851-1856.

［85］陈志强，杨文明.中西医结合内科学［M］.北京：中国中医药出版社，2021.

［86］贾慧杰.我国药食同源的发展与应用概况分析［J］.现代食品，2022，28（4）：33-35.

［87］梁木子.茶叶的体质养生文献研究［D］.南京中医药大学，2021.

［88］国家心血管病中心国家基本公共卫生服务项目基层高血压管理办公室，国家基层高血压管理专家委员会.国家基层高血压防治管理指南 2020 版［J］.中国循环杂志，2021，36（3）：209-220.

［89］糖尿病合并高脂血症病证结合诊疗指南［J］.世界中医药，2021，16（16）：2377-2385.

［90］倪青.高尿酸血症和痛风病证结合诊疗指南（2021-01-20）［J］.世界中医药，2021，16（2）：183-189.

［91］庞国明，倪青，张芳.2 型糖尿病病证结合诊疗指南［J］.中医杂志，2021，62（4）：361-368.

［92］赵能江，杨叔禹，孙文杰，等.《国家基层糖尿病防治管理指南（2022）》中医药内容解读与比较［J/OL］.中国中西医结合杂志，1-4.

［93］王菱，彭艾.中国高尿酸血症及痛风诊疗指南（2019）解读［J］.西部医学，2021（9）.

［94］魏聪，常丽萍，李翠茹，等.通络养生理论探讨［J］.中

医杂志，2021，62（6）：463-467.

［95］杨周赟.中医食疗对冠心病防治的影响研究［J］.中西医结合心血管病电子杂志，2021，9（14）：25-27.

［96］谢青，顾琳.脑卒中：与时间赛跑一定要知道的脑卒中预防与康复知识［M］.杭州：浙江科学技术出版社，2022.

［97］《中国心血管健康与疾病报告2021》要点解读［J］.中国心血管杂志，2022，27（4）：305-318.

［98］《中国居民膳食指南（2022）》一图读懂［J］.粮油食品科技，2022，30（3）：54.

［99］刘洋，杨婷，李壮，等.亚健康状态的中医病机和辨治思路与方法［J］.长春中医药大学学报，2022，38（7）：717-720.

［100］娄莹，马文君，王子君，等.中国高血压临床实践指南计划书［J］.中华心血管病杂志，2022，50（7）：671-675.

［101］陈瑜凡，王燕平，荣培晶，等.糖尿病前期中医证型及证素特点分析［J］.世界科学技术 - 中医药现代化，2022，24（2）：563-568.